Ulrich Magin

Das inoffizielle Sherlock Holmes Fanbuch

Für meine Frau Susanne
– mal mein Sherlock, mal mein Watson –
und meine Eltern
Alfons und Magda Magin.

Ulrich Magin

Das inoffizielle SHERLOCK HOLMES FANBUCH

Unnützes Wissen,
Facts & Fun rund um den
legendären Detektiv

ÜBERBLICK:
Doyles Sherlock Holmes-Kanon

Bei den Erzählungen über Sherlock Holmes unterscheidet man, wie in der Bibel, zwischen den kanonischen und den nicht-kanonischen Schriften. Kanonisch sind all jene Erzählungen, die Arthur Conan Doyle (1859–1930) von 1887 bis 1927 schrieb und in Anthologien sammelte. Dabei handelt es sich um insgesamt 56 Kurzgeschichten und vier Romane. Diese erschienen in der Regel zuerst als Fortsetzungsgeschichten in der Londoner Illustrierten »The Strand«. Nicht kanonisch sind alle neuen Geschichten, Romane, TV-Episoden und Spielfilme, die zwar die Figur Sherlock Holmes verwenden, aber nicht von Doyle stammen.

1887: A Study in Scarlet (Eine Studie in Scharlachrot, Roman)

1890: The Sign of the Four (Das Zeichen der Vier, Roman)

1892: The Adventures of Sherlock Holmes (Die Abenteuer des Sherlock Holmes; 12 Kurzgeschichten)

- *1891:* A Scandal in Bohemia (Ein Skandal in Böhmen)
- *1891:* The Red-Headed League (Die Liga der Rotschöpfe)
- *1891:* A Case of Identity (Eine Frage der Identität)
- *1891:* The Boscombe Valley Mystery (Das Rätsel von Boscombe Valley)
- *1891:* The Five Orange Pips (Die fünf Orangenkerne)
- *1891:* The Man with the Twisted Lip (Der Mann mit der entstellten Lippe)
- *1892:* The Adventure of the Blue Carbuncle (Der blaue Karfunkel)

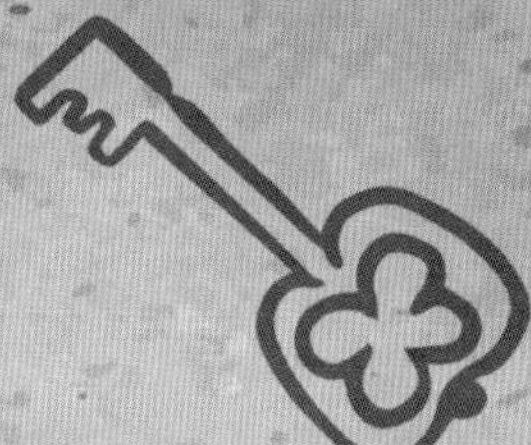

1892: The Adventure of the Speckled Band (Das gesprenkelte Band)
1892: The Adventure of the Engineer's Thumb (Der Daumen des Ingenieurs)
1892: The Adventure of the Noble Bachelor (Der adlige Junggeselle)
1892: The Adventure of the Beryl Coronet (Die Beryll-Krone)
1892: The Adventure of the Copper Beeches (Die Blutbuchen)

1893: The Memoirs of Sherlock Holmes (Die Memoiren des Sherlock Holmes), 1893 (elf bzw. zwölf Kurzgeschichten)
1892: The Adventure of Silver Blaze (Silberstern)
1893: The Adventure of the Cardboard Box (Die Pappschachtel)
1893: The Adventure of the Yellow Face (Das gelbe Gesicht)
1893: The Adventure of the Stockbroker's Clerk (Der Angestellte des Börsenmaklers)
1893: The Adventure of the »Gloria Scott« (Die »Gloria Scott«)
1893: The Adventure of the Musgrave Ritual (Das Musgrave-Ritual)
1893: The Adventure of the Reigate Squire (Die Junker von Reigate)
1893: The Adventure of the Crooked Man (Der Verwachsene)
1893: The Adventure of the Resident Patient (Der niedergelassene Patient)
1893: The Adventure of the Greek Interpreter (Der griechische Dolmetscher)
1893: The Adventure of the Naval Treaty (Der Flottenvertrag)
1893: The Adventure of the Final Problem (Das letzte Problem/ Der letzte Fall/Sein letzter Fall/Sherlock Holmes' Untergang)

1901–1902: The Hound of the Baskervilles (Der Hund von Baskerville, Roman)

1905: The Return of Sherlock Holmes (Die Rückkehr des Sherlock Holmes; 13 Kurzgeschichten)

- *1903:* The Adventure of the Empty House (Das leere Haus),
- *1903:* The Adventure of the Norwood Builder (Der Baumeister aus Norwood)
- *1903:* The Adventure of the Dancing Men (Die tanzenden Männchen)
- *1903:* The Adventure of the Solitary Cyclist (Die einsame Radfahrerin)
- *1904:* The Adventure of the Priory School (Die Abtei-Schule)
- *1904:* The Adventure of Black Peter (Der Schwarze Peter)
- *1904:* The Adventure of Charles Augustus Milverton (Charles Augustus Milverton)
- *1904:* The Adventure of the Six Napoleons (Die sechs Napoleons)
- *1904:* The Adventure of the Three Students (Die drei Studenten)
- *1904:* The Adventure of the Golden Pince- Nez (Der goldene Kneifer)
- *1904:* The Adventure of the Missing Three-Quarter (Der verschollene Three-Quarter)
- *1904:* The Adventure of the Abbey Grange (Abbey Grange)
- *1904:* The Adventure of the Second Stain (Der zweite Fleck)

1915: The Valley of Fear (Das Tal der Angst, Roman)

1915: His Last Bow (Seine Abschiedsvorstellung; 8 Kurzgeschichten)

- *1892:* The Adventure of the Cardboard Box (Die Pappschachtel)
- *1908:* The Adventure of Wisteria Lodge (Wisteria Lodge)
- *1908:* The Adventure of the Bruce-Partington Plans (Die Bruce-Partington-Pläne)
- *1911:* The Adventure of the Devil's Foot (Der Teufelsfuß)
- *1911:* The Adventure of the Red Circle (Der Rote Kreis)
- *1911:* The Disappearance of Lady Frances Carfax (Das Verschwinden der Lady Frances Carf)
- *1913:* The Adventure of the Dying Detective (Der Detektiv auf dem Sterbebett)
- *1917:* His Last Bow (Seine Abschiedsvorstellung)

1927: The Case-Book of Sherlock Holmes (Sherlock Holmes' Buch der Fälle, 12 Kurzgeschichten)

- *1921:* The Adventure of the Mazarin Stone (Der Mazarin-Stein)
- *1922:* The Problem of Thor Bridge (Die Thor-Brücke)
- *1923:* The Adventure of the Creeping Man (Der Mann mit dem geduckten Gang)
- *1924:* The Adventure of the Sussex Vampire (Der Vampir von Sussex)
- *1924:* The Adventure of the Three Garridebs (Die drei Garridebs)
- *1924:* The Adventure of the Illustrious Client (Der illustre Klient)
- *1926:* The Adventure of the Three Gables (Die Drei Giebel)
- *1926:* The Adventure of the Blanched Soldier (Der erbleichte Soldat)
- *1926:* The Adventure of the Lion's Mane (Die Löwenmähne)
- *1926:* The Adventure of the Retired Colourman (Der Farbenhändler im Ruhestand)
- *1927:* The Adventure of the Veiled Lodger (Die verschleierte Mieterin)
- *1927:* The Adventure of Shoscombe Old Place (Shoscombe Old Place)

Die Erzählung »The Adventure of the Cardboard Box« ist ein ganz besonderer Fall. Sie erschien im Januar 1893 im britischen Magazin »The Strand« und in den Vereinigten Staaten im »Harper's Weekly«. Doyle nahm sie – wegen der offensichtlichen Grausamkeit – 1893 nicht in die Anthologie »The Memoirs of Sherlock Holmes« auf, sie fand sich aber in der ersten amerikanischen Ausgabe. Aus der wurde sie in der zweiten Auflage gestrichen, allerdings in Großbritannien erstmals aufgenommen. Heute ist die Geschichte im Vereinigten Königreich Bestandteil von »The Memoirs«, in den USA findet sie sich in »His Last Bow«.

Was Doyle inspirierte – die vielen Väter von Sherlock Holmes

Conan Doyle schrieb nicht als Erster Kriminalgeschichten. Besonders inspirierte ihn, wie er erklärte, Edgar Allan Poes Meisterdetektiv Auguste Dupin (Der Doppelmord in der Rue Morgue, 1841; Das Geheimnis der Marie Rogêt, 1842; Der entwendete Brief, 1844). Auch Dupin löst seine Fälle durch logische Schlussfolgerungen – und in »A Study in Scarlet« (1887) lobt Watson seine Brillanz, nur um von Holmes zu hören, dass ein Dupin selbstverständlich einem Holmes unterlegen sei.

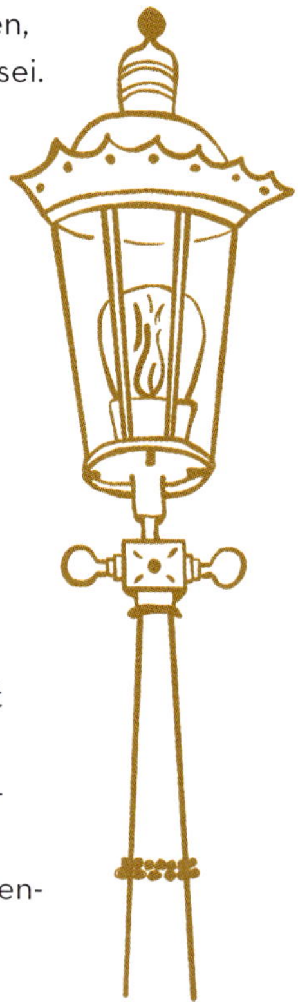

Als zweiten literarischen Vorläufer nannte Doyle den Detektiv Monsieur Lecoq, den der französische Autor Émile Gaboriau 1866 schuf.

Als eine der ersten deutschen Kriminalerzählungen gilt E. T. A. Hoffmanns »Das Fräulein von Scuderi« von 1819. Allerdings dreht es sich in dem Text bloß um ein Verbrechen und seine Lösung, es kommt darin kein Detektiv vor. Hoffmann hat aber wiederum ohne Zweifel Edgar Allan Poe inspiriert, und da schließt sich der Kreis.

Und was brachte Arthur Conan Doyle dazu, Sherlock Holmes zu erfinden, außer seinem Interesse an Kriminalgeschichten?

Es gab reale Vorbilder, vor allem den schottischen Militärarzt Dr. Joseph Bell (1837–1911), der ein Pionier der Forensik und Chirurgie war. Bell unterrichtete von 1874 bis 1901 an der Universität Edinburgh Medizin und verblüffte seine Studenten durch seine logischen Deduktionen. Doyle, einer seiner Studenten, war ein glühender Verehrer von Bell und versuchte 1877, eine Assistentenstelle bei ihm zu bekommen.

In einem Interview mit dem Sender BBC erzählte Doyle am 14. Mai 1939, kurz vor seinem Tod, von der Erfindung von Sherlock – und berichtete über seinen spiritistischen Überzeugungen. Nachzuhören ist das kurze Interview in der British Sound Library: http://sounds.bl.uk/Oral-history/Early-spoken-word-recordings/024M-1CL0013693XX-0100V0

Das Verhältnis von Biograf zu Meister, von Watson zu Sherlock, spiegelt sich im Verhältnis von Doyle zu Bell.

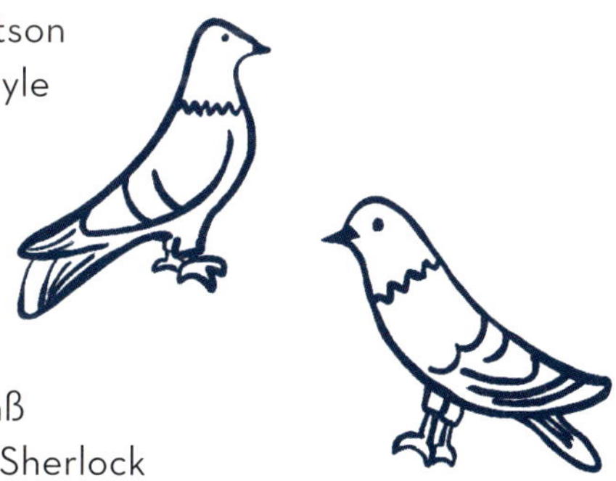

Bell war sich übrigens stets bewusst, dass er die eigentliche Inspiration für Sherlock Holmes war. Die Zeitung »Vorwärts« schreibt am 19. Mai 1929: »Dieser Mann, später auf sein literarisches Abbild so stolz, daß er sich vorzustellen pflegte: ›Dr. Joseph Bell – Sherlock Holmes, verstehen Sie!‹ – erhielt nun in den Erzählungen seines Schülers eine solche Lebendigkeit, daß die Leser dieser Geschichten ihn leibhaftig vor sich sahen.«

Und Doyle selbst erzählt in seiner Autobiografie: »Ich war Assistent in Dr. Bells Sprechstunde und mußte ihm die Patienten vorstellen. Fall 1 kommt herein: ›Ich sehe, daß Sie an Trunksucht leiden‹, sagt Dr. Bell zu ihm. ›Sie haben eine Flasche in der Innentasche Ihres Rockes, werfen Sie sie weg!‹ Ein anderer Fall. ›Schuhflicker, wie ich sehe.‹ Er hatte an der Innenseite der Beinkleider die Abschabungen erkannt, die das vom Schuhflicker benutzte Instrument hervorruft. Aus den besonderen Schwielen der Hände wußte er anzugeben, ob es sich um einen Schmied oder Schlosser oder Schieferdecker handelte. Einem Patienten sagte er sofort, als er ins Zimmer trat: ›Sie sind Soldat, und zwar Unteroffizier gewesen und dienten in Bermuda.‹ Auf den soldatischen Stand schloß er daraus, daß der Mann im Zimmer zunächst den Hut aufbehielt, sich also wie eine Ordinanz benahm, die beim Vorgesetzten erscheint; der befehlende Ausdruck zusammen mit dem Alter ließ auf einen Unteroffizier schließen, und der Hautausschlag an seiner Stirn verriet eine Krankheit, die nur in Bermuda vorkommt.«

Pure Holmes, my dear Watson.

Ein zweiter realer Vater ist zu nennen, der große Detektiv des Viktorianischen Zeitalters, Jerome Caminada. Er wurde in Manchester als Sohn eines italienischen Vaters und einer irischen Mutter geboren und machte sich durch seine energische Kriminalitätsbekämpfung einen Namen, zunächst als Beamter der Manchester City Police Force, dann als freischaffender Privatdetektiv. Mitte der 1880er-Jahre war er so berühmt, dass er aus dem gesamten Königreich Aufträge erhielt. 1225 Verbrecher soll er zur Strecke gebracht haben, darunter einen kriminellen Strippenzieher namens Bob Horridge, den die Autorin Angela Buckley 2014 in ihrer Biografie von Caminada als Vorbild von Holmes' Erzfeind Moriarty betrachtet. Caminada war für seine Verkleidungen bekannt, einmal soll ihn nicht einmal sein Polizeichef erkannt haben. Er sei »von unorthodoxen Methoden und Charakter« gewesen, meint Buckley, und viele seiner prominentesten Fälle sollen einzelne der Abenteuer von Sherlock Holmes stark inspiriert haben, unter anderem »A Scandal in Bohemia«.

Am 30. August 1889 traf Arthur Conan Doyle im Londoner Langham Hotel den amerikanischen Verleger Joseph Marshall Stoddart, den Herausgeber des »Lippincott's Monthly Magazine« in Philadelphia, der eine britische Ausgabe seines literarischen Monatsmagazins plante. Er bat Doyle um einen Kurzroman – wenn möglich, mit seinem jüngst geschaffenen Helden Sherlock Holmes. Mit am Tisch saß der irische Dichter Oscar Wilde (1854–1900), der Stoddart 1882 während einer Vortragsreise in den Vereinigten Staaten kennengelernt hatte Stoddart wünschte sich spannende Geschichten, am besten mit Gruselfaktor. Nach dem Treffen setzten sich beide Autoren hin und schrieben einen Roman für das Heft – Wilde seine Geschichte des Bildes, das statt des Porträtierten altert, und Doyle seinen zweiten Roman über Sherlock Holmes. Die erste Fassung von »The Picture of Dorian Gray« (Das Bildnis des Dorian Gray) erschien im Juli 1890 in »Lippincott's Monthly Magazine«, Doyles »The Sign of the Four; or The Problem of the Sholtos« bereits in der Ausgabe vom Februar 1890.

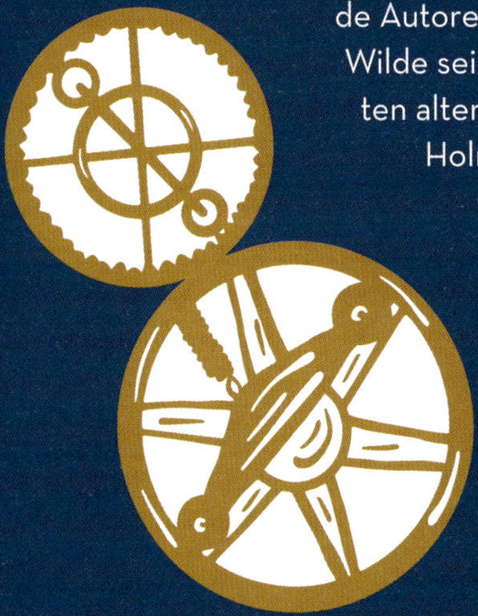

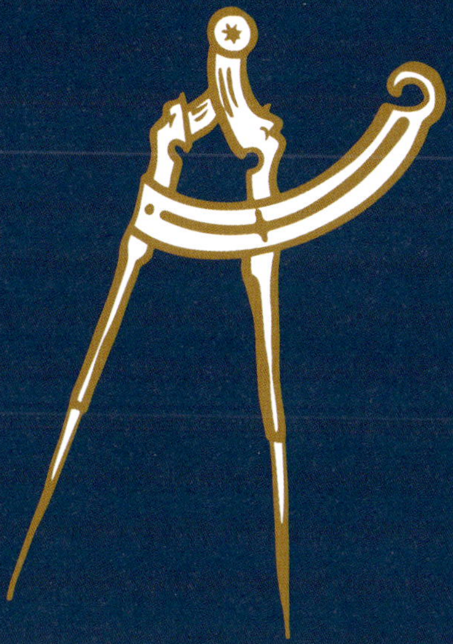

Sherlock Holmes sollte ursprünglich Sherrinford Hope heißen und Dr. John H. Watson eigentlich Ormond Sacker. So steht es in den ersten Notizen zu »A Study in Scarlet«. Übrigens sind weder Sherrinford noch Sherlock Vornamen, Conan Doyle verwendete Nachnamen als Vornamen.

Der beliebte TV-Arzt Dr. Gregory House lebt, genau wie Holmes, in Princeton in der Baker Street 221B.

QUIZ:
Die Nebendarsteller

Gleich zum Einstieg ein Quiz für Profis: Wer kennt sich mit den Nebendarstellern aus den Sherlock Holmes-Geschichten aus? Wer ist wer – und wo tritt er zum ersten Mal auf? Und hat einer vielleicht gar nichts mit Sherlock Holmes zu tun …?

1. Alan Albert Watson

....

....

2. Inspector Lestrade

....

....

3. Inspector Barton

....

....

4. Inspector Bradstreet

....

....

5. Inspector Tobias Gregson

....

....

6. Inspector Gregory

....

....

7. Inspector Athelney Jones

....

....

8. Inspector Peter Jones

....

....

9. Inspector Morse

....

....

10. Mary Morstan

....

....

11. Ms. Hudson

....

....

12. Mrs. Turner

....

....

13. Irene Adler

....

....

14. The Baker Street Irregulars

....

....

15. Mycroft Holmes

....

....

16. Moriarty

....

....

Die Auflösung finden Sie auf S. 22.

AUFLÖSUNG:
Die Nebendarsteller

1. Alan Albert Watson (1929–2001) war ein ganz realer Rechtsmediziner, der an der University of Glasgow Forensische Medizin lehrte.

2. Inspector Lestrade von Scotland Yard, vorschnell, arrogant und unfähig. Er ist von Anfang an dabei – in »A Study in Scarlet« und »The Sign of the Four« – und schaut in »The Hound of the Baskervilles« sogar in Devon vorbei. Seinen letzten Auftritt hat er 1924 in »The Adventure of the Three Garridebs«.

3.+4. Inspector Barton und Inspector Bradstreet ermitteln in »The Man with the Twisted Lip«. Barton verschwindet aus den Erzählungen, Bradstreet treffen wir in »The Adventure of the Blue Carbuncle« und »The Adventure of the Engineer's Thumb« wieder.

5. Inspector Tobias Gregson arbeitet in »A Study in Scarlet« und »The Sign of the Four« für Scotland Yard.

6. Inspector Gregory ist ein Polizei-Inspektor in Devonshire, groß, blond und mit Löwenmähne, und tritt in »The Adventure of Silver Blaze« auf.

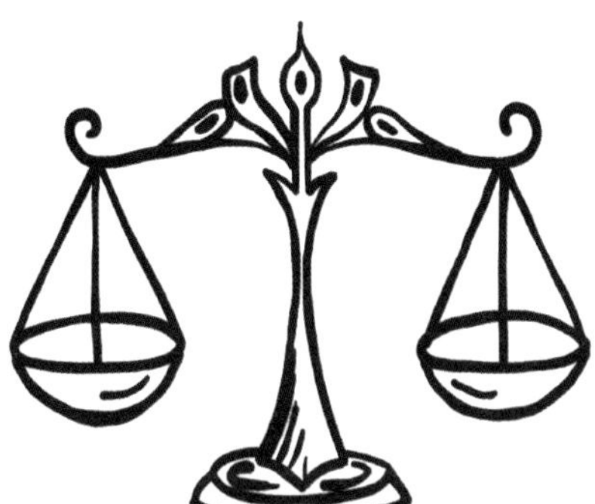

7. Inspector Athelney Jones arbeitet in »The Sign of the Four« für Scotland Yard.

8. Inspector Peter Jones arbeitet in »The Red-Headed League« für Scotland Yard.

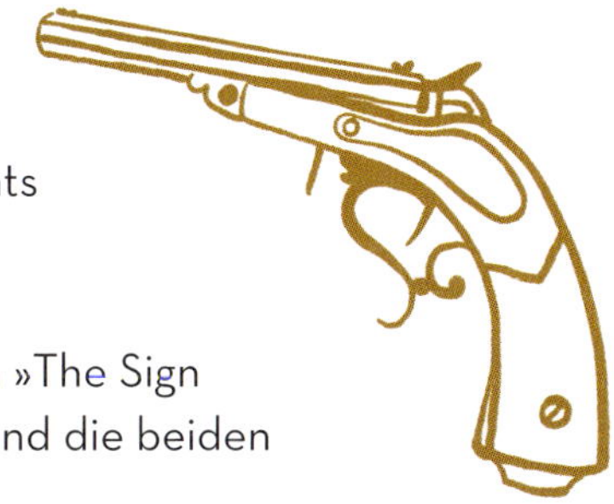

9. Inspector Endeavour Morse ist Held einer Fernsehserie (Der junge Inspektor Morse) und hat mit Sherlock Holmes nichts zu tun.

10. Frau Mary Morstan ist Holmes' Klientin in »The Sign of the Four«. Watson verliebt sich in sie und die beiden heiraten.

11. Zunächst noch namenlos, wird die Haushälterin der Wohnung von Holmes und Watson zum ersten Mal in »The Sign of the Four« genannt.

12. Mrs. Turner heißt die Haushälterin von Holmes und Watson in »A Scandal in Bohemia« – und nur dort.

13. Die Opernsängerin Irene Adler wird nur in einer einzigen Geschichte erwähnt, nämlich in »A Scandal in Bohemia«, taucht aber in praktisch jeder zweiten Holmes-Adaption auf.

14. The Baker Street Irregulars oder die Baker-Street-Spezialeinheit sind Straßenjungs, die ihre Augen in der ganzen Stadt haben. Ihre großen Auftritte erfolgen in »A Study in Scarlet« und in »The Sign of the Four«.

15. Mycroft Holmes ist Sherlocks Bruder. Er tritt zum ersten Mal in »The Adventure of the Greek Interpreter« auf und dann noch drei Mal, in »The Adventure of the Final Problem«, in »The Adventure of the Empty House« und in »The Adventure of the Bruce-Partington Plans«.

16. Holmes' Erzfeind Moriarty hat seinen ersten Auftritt in »The Adventure of the Final Problem«. Er wird zudem erwähnt im Roman »The Valley of Fear« und in den Kurzgeschichten »The Adventure of the Empty House«, »The Adventure of the Norwood Builder«, »The Adventure of the Missing Three-Quarter«, »His Last Bow« und, zum letzten Mal, 1924 in »The Adventure of the Illustrious Client«.

Die fünf apokryphen Fälle

Jeder Kanon weist auch Apokryphen auf, also Werke, die es nicht in den Kanon geschafft haben, ihm aber fast gleichwertig sind. Arthur Conan Doyle verfasste zwei Geschichten um Sherlock Holmes, die zwar veröffentlicht, aber nicht in den Anthologien abgedruckt wurden, und drei Geschichten, die eigentlich Sherlock Holmes-Geschichten sind:

1. *»Uncle Jeremy's Household«*, erschienen als Serie vom 8. Januar bis zum 19. Februar 1887 in »The Boy's Own Paper«. Diese Geschichte stammt also aus der Zeit vor der ersten Story mit Sherlock Holmes, doch ihre Hauptfigur ist Hugh Lawrence, ein Arzt, der in der Baker Street wohnt. Sein Freund John H. Thurston, wie Holmes ein Chemiker, lädt ihn zu sich ein, und dort löst Lawrence einen Kriminalfall. Kein apokrypher Holmes, sondern ein Proto-Holmes also.

2. *»The Story of the Man with the Watches«*, erschienen im »Strand Magazine« im Juli 1898. Hier wird ein »sehr berühmter Kriminalschnüffler« erwähnt, der eine Variante von Holmes' Leitspruch zitiert: »Was auch immer die Wahrheit sein mag, sie muss von einer bizarren und seltenen Kombination von Ereignissen abhängen, also dürfen wir nicht zögern, solche Ereignisse auch in unserer Erklärung anzunehmen. In Ermangelung von Daten müssen wir die analytische oder wissenschaftliche Untersuchungsmethode aufgeben und uns ihr auf synthetische Weise nähern. Mit einem Wort, anstatt bekannte Ereignisse zu nehmen und daraus abzuleiten, was geschehen ist, müssen wir eine phantasievolle Erklärung erstellen, sie muss nur mit den bekannten Ereignissen übereinstimmen.«

3. *»The Story of the Lost Special«*. Diese Kurzgeschichte von Doyle, erschienen im August 1898 in »The Strand«, hat als Hauptdarsteller einen »Hobby-Denker«, dessen Maxime ganz ähnlich wie die von Sherlock Holmes

lautet: »Es ist eines der elementaren Prinzipien der praktischen Logik, dass, wenn das Unmögliche eliminiert wurde, das Residuum, wie unwahrscheinlich es auch sein mag, die Wahrheit enthält.«

4. *»The Crown Diamond: An Evening with Sherlock Holmes«.* Das Theaterstück von Doyle, das am 2. Mai 1921 im Hippodrome von Bristol aufgeführt wurde, basiert auf »The Adventure of the Mazarin Stone«.

5. *»How Watson Learned the Trick«.* 1924 parodierte Doyle hier seine eigenen Geschichten. Dr. Watson strengt sich sehr an, seinem Freund Holmes zu beweisen, dass er nun genau versteht, wie Holmes Deduktionskaskaden ablaufen. Er liest die Gedanken des Detektivs und erzählt ihm, was ihm gerade durch den Kopf geht und was er demnächst zu tun beabsichtigt – nur dass Sherlock Holmes danach jede der Beobachtungen des Arztes widerlegt. Doyles gerade mal zwei Manuskriptseiten lange Geschichte wurde 1924 in »The Book of the Queen's Dolls' House Library« und in der »New York Times« vom 24. August 1924 abgedruckt.

Am 20. November 1896 veröffentlichte die Studentenzeitung der Universität Edinburgh, »The Student«, außerdem eine »sehr kurze« Geschichte mit dem zu diesem Zeitpunkt bereits in der Schweiz verstorbenen Detektiv, »The Field Bazaar«. Doyle hatte sie seiner alten Alma Mater geschenkt, um mit dem Verkauf den Bau eines Pavillons auf dem Uni-Gelände zu finanzieren. Die Geschichte wurde ebenfalls nie Teil des Kanons.

QUIZ:
Die vergessenen Abenteuer

Hätten Sie's gewusst: Welche dieser Abenteuer sind keine Fälle von Sherlock Holmes? Kleiner Tipp: Zwei Antworten sind richtig.

1. The Case of Major Pendergast in the Tankerville-Club
(Der Fall Pendergast im Tankerville-Club)

2. The Case of Vanderbilt and the Yeggman
(Der Fall Vanderbilt und der Geldschrankknacker)

3. The Case of the Midwife Toad
(Der Fall der Geburtshelferkröte)

4. The Case of the Manor House
(Der Fall des Herrenhauses)

5. The Case of the Tarleton Murders
(Der Fall der Tarleton-Morde)

6. The Case of Vamberry, the Wine Merchant
(Der Fall von dem Weinhändler Vamberry)

7. The Adventure of the Old Russian Woman
(Das Abenteuer mit der alten russischen Dame)

8. The Case of the Aluminium Crutch
(Der Fall der Aluminiumkrücke)

9. The Case of Ricoletti the Club Foot and his Abominable Wife (Der Fall Ricoletti mit dem Klumpfuß und seiner schrecklichen Frau)

10. The Paradine Case (Der Fall Paradin)

11. The Case of the Darlington Substitution Scandal (Der Fall des Austauschskandals von Darlington)

12. The Case of the Arnsworth Castle Business (Der Fall Arnsworth Castle)

13. The Case of Mrs Farintosh and the Opal Tiara (Der Fall Mrs Farintosh und die Opal-Tiara)

14. The Adventure of the Tired Captain (Das Abenteuer des müden Kapitäns)

Die Auflösung finden Sie auf S. 28!

AUFLÖSUNG: Die vergessenen Abenteuer

Die richtigen Antworten sind: 3, 10.

Und das steckt hinter den einzelnen Titeln:

1. Dieser Fall wird in der Erzählung »The Five Orange Pips« erwähnt: Sherlock Holmes befreit Major Pendergast im Tankerville-Club von dem Vorwurf des Falschspiels.

2. Wird in der Erzählung »The Adventure of the Sussex Vampire« (Der Vampir von Sussex) erwähnt. Die Unterlagen dazu sind im Aktenschrank unter V einsortiert, V wie Vampir.

3. Das ist kein Fall von Sherlock Holmes, sondern ein Sachbuch des britischen Essayisten Arthur Koestler von 1971. In Deutschland erschien es unter dem Titer »Der Krötenküsser«. Das Buch beschreibt das Leben des Biologen Paul Kammerer, der glaubte, eine alternative Evolutionstheorie entdeckt zu haben.

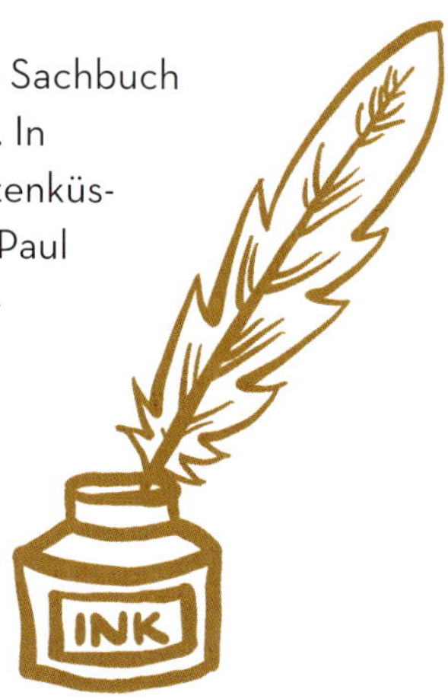

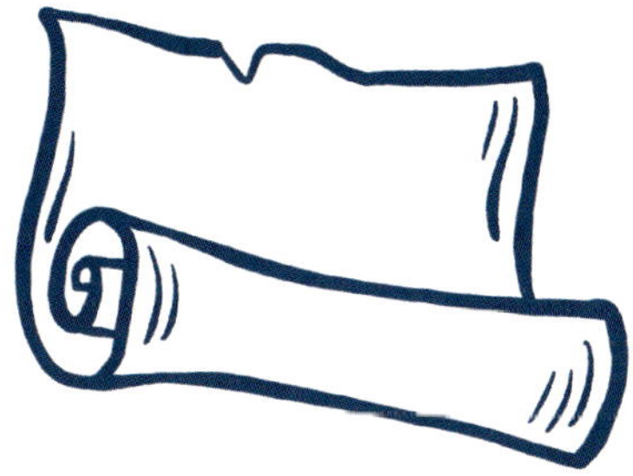

4. Der Fall »Manor House« wird in der Sherlock Holmes-Erzählung »The Greek Interpreter« erwähnt – Mycroft wartet immer noch darauf, den Fall gemeinsam mit seinem Bruder zu lösen, doch der hat das längst getan.

5.–9. Diese Fälle hat Sherlock Holmes vor seiner Bekanntschaft mit Dr. Watson gelöst. Sie werden alle in »The Adventure of the Musgrave Ritual« aufgezählt.

10. »The Paradine Case« (Der Fall Paradin oder Schuldig oder nicht schuldig?) ist ein amerikanischer Spielfilm von Alfred Hitchcock aus dem Jahr 1947 mit Gregory Peck, Ann Todd und Charles Laughton in den Hauptrollen. Grundlage war der Roman »Wege im Zwielicht« von Robert Smythe Hichens.

11.+12. Werden beide in »A Scandal in Bohemia« kurz erwähnt.

13. Der von Holmes erfolgreich gelöste Fall wird von Helen Stoner in »The Adventure of the Speckled Band« als ihr Grund erwähnt, dass sie den Detektiv aufsucht.

14. Das Abenteuer wird gleich zu Beginn der Kurzgeschichte »The Adventure of the Naval Treaty« erwähnt.

Baker Street 221B, London

Sherlock Holmes und sein Freund Dr. John Watson leben in einer Wohngemeinschaft in der Baker Street 221B, bis Watson nach seiner Hochzeit auszieht.

Die Baker Street ist Teil eines geometrisch geplanten Viertels, das der Architekt John Nash 1811 entwarf – drei Quadrate, das nördliche als Park, in dem ein Schloss des Prinzregenten vorgesehen war. Die Baker Street bildet die Westgrenze dieser Anlage. Eine gerade Linie, parallel dazu durch den Outer Circle des Parks gezogen, trifft genau auf den Mittelpunkt des Buckingham-Palasts, der in seiner heutigen Form ebenfalls von Nash stammt.

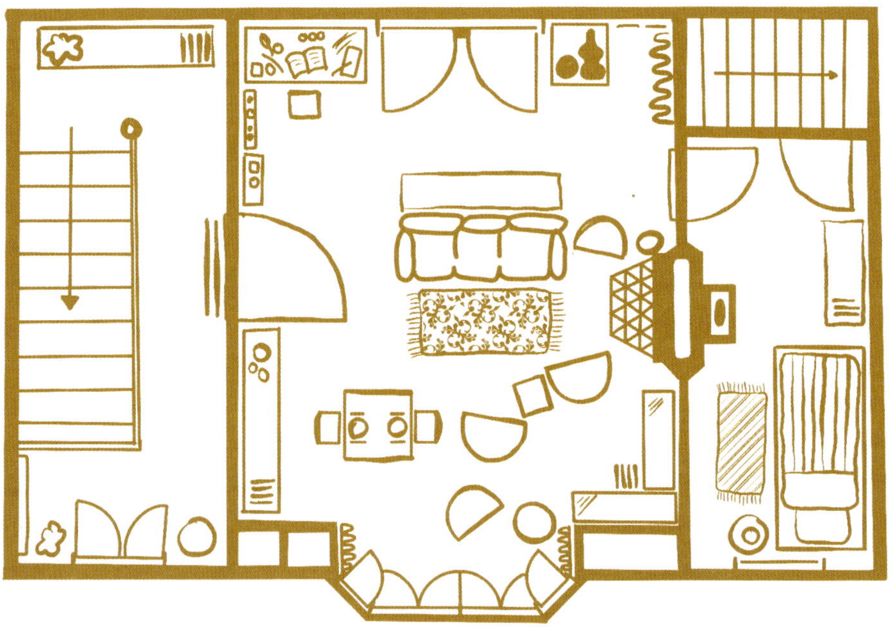

Als Doyle seine Detektivgeschichten zu schreiben begann, war Baker Street 221B eine fiktive Adresse: Die Baker Street war damals nur bis zur Nr. 85 erschlossen. Als die Straße 1932 erweitert wurde, stand auf dem Gelände Baker Street 219–229 die Abbey National Building Society, eine Bausparkasse.

Es entstand ein jahrelanger Streit zwischen dem Museum und der Bausparkasse, wem nun die Post für Baker Street 221B zugestellt werden sollte. Der Streit endete erst 2005, als die Bausparkasse ihr Gebäude aufgab. Seitdem trägt Baker Street 239 rechtmäßig die Hausnummer 221B.

Wer das Museum besuchen möchte, kann sich hier schon mal umschauen: https://www.sherlock-holmes.co.uk/

1990 wurde in einem viktorianischen Wohnhaus in der Nähe, eigentlich Baker Street 239, das Sherlock Holmes Museum eingerichtet und zur originalen Wohnung des Detektivs erklärt, und man schraubte ein Schild mit der Nummer 221B an die Fassade. Das Haus umfasst ein viktorianisch möbliertes Wohnzimmer mit Erinnerungsstücken an die Fälle des Detektivs sowie zwei Schlafräume für Holmes und Watson.

Die U-Bahn-Station Baker Street im Stadtteil Marylebone (gesprochen: Marlebon) ist ein Bahnhof der Bakerloo Line (vom Stadtzentrum aus Richtung Norden fahrend). Sie liegt nahe am Sherlock Holmes Museum in der Baker Street, aber auch an Madame Tussauds, dem Wachsfigurenkabinett. Ein paar hundert Meter weiter, am Outer Circle entlang, stößt man auf die London Central Mosque, die größte Moschee der Stadt, und noch ein paar hundert Meter weiter auf den Zoo von London. In unmittelbarer Nähe liegt der Regent's Park.

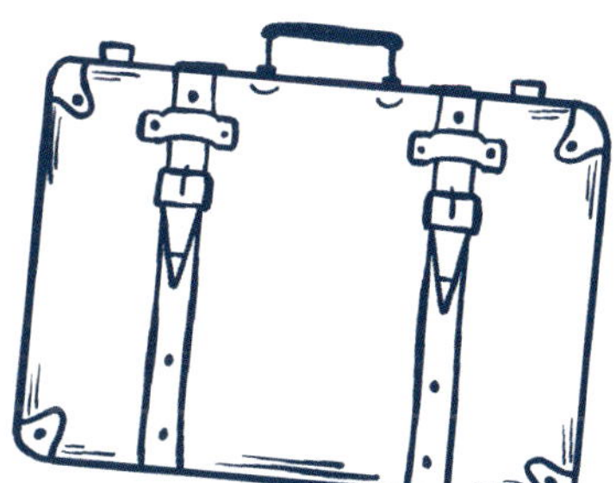

Die Abbey National Building Society stellte eigens einen Mitarbeiter in Vollzeit an, der Briefe an Sherlock Holmes beantwortete. »Mr. Holmes wurde bei Watergate und Irangate um Hilfe gebeten, er sollte den Mord an Olaf Palme, dem schwedischen Premierminister, aufklären und verlorene Hausaufgaben aufspüren, um dem Lehrer zu beweisen, dass sie gemacht worden waren«, erklärte der damals für die Beantwortung der Briefe Zuständige Nikki Caparn 1989 schmunzelnd in der »New York Times«.

1909 wandte sich ein Herr Paul Reichardt aus der Leipziger Carolinen-Straße an die Londoner Polizei in Scotland Yard und bat sie, einen Brief an Sherlock Holmes in der Baker Street 221B weiterzuleiten. Am 14. April 1909 antwortete ihm ein Mr. Bathhurst: »Bezüglich Ihres Schreibens vom 18. letzten Monats bat mich der Commissionar der Polizei der Metropole, Sie mit der Tatsache vertraut zu machen, dass es sich bei Sherlock Holmes nicht um einen wirklichen Menschen handelt, sondern um eine fiktive Person.«

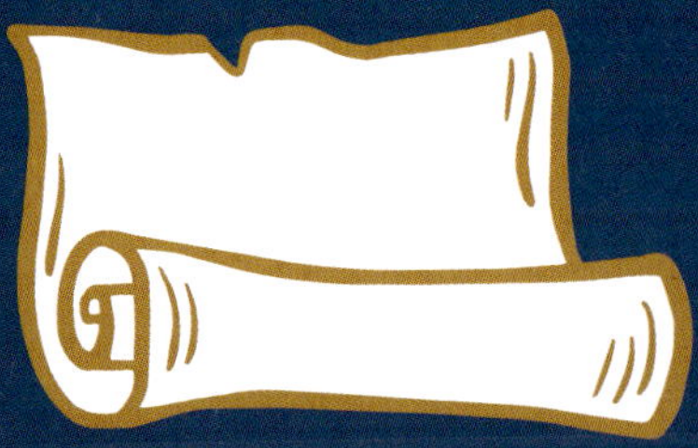

Eine runde blaue Plakette, die in London besonders historisch wichtige Gebäude auszeichnet, nennt das Museum heute das Wohnhaus von Sherlock Holmes.

In Gerry Raffertys Hitsong »Baker Street« von 1978 geht es nicht um Sherlock Holmes, sondern um Einsamkeit und Verzweiflung und Aussichtslosigkeit des Lebens in der Großstadt. »Baker Street« erreichte Platz 2 in den Billboard Hot 100 und kam in Großbritannien und Deutschland auf Position 3. Der am 3. Februar veröffentlichte Song verkaufte sich extrem gut und erhielt bereits am 18. Juli desselben Jahres eine Goldene Schallplatte. Im Oktober 2010 zeichnete ihn das BMI für fünf Millionen Aufführungen im Radio aus.

Holmes' Erscheinungsbild

Wir alle wissen, wie Sherlock Holmes aussieht: das kantige Profil, die gebogene Pfeife, der auffällige Hut. Allerdings: So wird Holmes im Kanon kein einziges Mal beschrieben.

In den kanonischen Geschichten – und zwar in »The Adventure of the Copper Beeches« – kann man lediglich nachlesen, dass Holmes hauptsächlich zwei Pfeifen raucht: eine langstielige Kirschholzpfeife und eine Tonpfeife.

Die gebogene Pfeife setzte der Schauspieler William Gillette zum ersten Mal 1899 als Requisit auf der Bühne ein und ab 1916 auch im Film, als er Holmes spielte. Von dort wurde sie in alle filmischen Umsetzungen und in praktisch jede grafische Darstellung von Sherlock Holmes übernommen.

Und der *deerstalker*, eine Jagdmütze mit Nacken- und Augenschirm und Ohrenklappen, taucht auf den Abbildungen auf, die der Illustrator Sidney Edward Paget (1860–1908) für die Zeitschrift »The Strand« anfertigte. Mittlerweile prägen sicher Filmschauspieler das Bild des Detektivs, aber seine Leser kannten ihn hauptsächlich durch diese fast fotorealistischen Abbildungen. Den *Deerstalker* setzte Paget Holmes auf, weil das seine eigene Lieblingsmütze war.

Zudem bringt man Holmes – wie Albert Einstein – mit der Geige in Verbindung. Sein Geigenspiel wird in den ersten Geschichten des Öfteren erwähnt (The Adventure of the Five Orange Pips, The Adventure of the Noble Bachelor, The Adventure of the Cardboard Box, The Hound of the Baskervilles), in den späteren Geschichten der letzten drei Anthologien ist davon jedoch kaum noch die Rede. Holmes improvisiert gerne (The Sign of the Four) und kann stundenlang über die Vorteile einer Stradivari-Geige schwärmen (ebenda). Er mag vor allem deutsche, aber keine italienische und französische Musik (The Red-Headed League), und einer seiner Lieblingskomponisten ist Jakob Ludwig Felix Mendelssohn Bartholdy (A Study in Scarlet).

Mendelssohn Bartholdy war zwar ein deutscher Komponist, aber in Großbritannien überaus populär, auch aufgrund der »Hebriden-Ouvertüre« und der »Schottischen Sinfonie«, die er nach einer Reise in den Norden Großbritanniens komponiert hatte. Königin Victoria war eine große Bewunderin des Komponisten, aber er stand, vor allem durch die Angriffe von Richard Wagner in »Das Judenthum in der Musik«, in der heftigen Kritik rassisch gesinnter Mitbewerber. Holmes setzt also mit seinem Lieblingskomponisten ein doppeltes Signal – er zeigt erneut, wie in »The Adventure of the Five Orange Pips«, dass er für seine Zeit recht frei von Rassedünkeln ist, und er ehrt damit seine Königin.

In »A Study in Scarlet« will Holmes unbedingt ein Konzert der Geigerin Lady Norman Neruda besuchen. Die gebürtige Österreicherin ist keine Erfindung von Doyle, sondern sie lebte wirklich (1839–1911). Sie bewunderte – wie Holmes – Mendelssohn Bartholdy und Brahms und verabscheute Wagner. Auch das zeigt, dass Mendelssohn Bartholdy recht bewusst als Holmes Favorit ausgesucht wurde. Viele Holmes-Exegeten sind der Ansicht, dass Doyle der Musikerin mit Irene Adler in »A Scandal in Bohemia« ein Denkmal setzte.

Ironischerweise sollte zuerst Walter Paget die Holmes-Erzählungen bebildern, der damals bekanntere Bruder von Sidney Edward Paget. Nur durch eine Verwechslung kam Sidney zu dem Auftrag.

Sidney Edward Paget hatte am British Museum, an der Heatherley's School of Art und an den Royal Academy Schools Kunst studiert. Er schuf mit den Illustrationen für die Geschichten über Sherlock Holmes seine vielleicht berühmtesten Bilder.

Es wird immer wieder gesagt, dass sich Sidney als Modell für Holmes seinen Bruder Walter ausgewählt hätte, doch ist das nicht verbürgt.

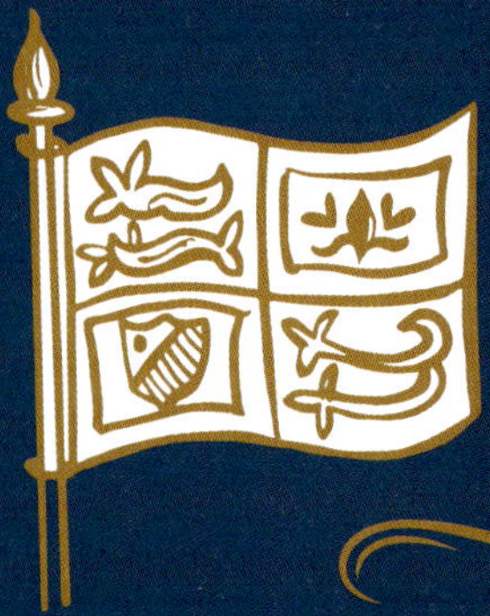

Alles in allem illustrierte Sidney Edward Paget 37 Kurzgeschichten sowie den Roman »Der Hund von Baskerville« – 356 Zeichnungen insgesamt.

Walter Paget illustrierte nur eine Holmes-Geschichte, nämlich nach dem Tode seines Bruders »The Adventure of the Dying Detective«.

Sir Arthur Ignatius Conan Doyle M.D. – ein Steckbrief

* 22. Mai 1859 in Edinburgh, Schottland

Konfession: römisch-katholisch

Todesdatum: 7. Juli 1930

Curriculum Vitae:

1868–1875	Besuch der jesuitischen Vor- und Grundschule in Stonyhurst, Lancashire
1875–1876	Besuch des jesuitischen Internats Stella Matutina in Feldkirch, Österreich
1876–1881	Studium der Medizin an der Universität von Edinburgh
1878	Tätigkeit als Assistent des Chirurgen Joseph Bell
20. September 1879	Erste wissenschaftliche Veröffentlichung: »Gelsemium as a Poison« im British Medical Journal
1880	Reise in die Arktis als Schiffsarzt auf dem Walfänger »Hope«
1881	Reise auf der »Mayumba« nach Westafrika

1882–1890	Betrieb einer Arztpraxis in Southsea bei Portsmouth
1883	Doyle verfasst seinen ersten Roman, »The Narrative of John Smith«, der unveröffentlicht bleibt (er wird erst 2011 gedruckt)
1885	Heirat mit Louisa (Louise) »Touie« Hawkins (verstorben 1906)
1887	Erscheinen der ersten Geschichte des Detektivs Sherlock Holmes und seines Freundes Dr. Watson: »A Study in Scarlet«
1890	Umzug nach London
ab 1891	Tätigkeit als freier Autor
1899	Tätigkeit als Arzt und Berichterstatter für verschiedene Zeitungen im Zweiten Burenkrieg in Südafrika. 1902 zum Knight Bachelor geschlagen aufgrund seines Buches »The Great Boer War« (1900).
1900	Erkrankung an Typhus
Ab 1906	Engagment in Zeitungsartikeln für die Freilassung des zu Unrecht verurteilten George Edalji
1907	Heirat mit Jean Leckie
1912	Erscheinen von »The Lost World«, der erste Roman der Professor-Challenger-Romane
Oktober 1918	Tod von Doyles Sohn Kingsley an der Spanischen Grippe. Doyle beginnt, sich mit dem Spiritismus zu beschäftigen.
1927	Erscheinen des letzten Sammelbands »The Casebook of Sherlock Holmes«
7. Juli 1930	Tod durch einen Herzinfarkt in Windlesham bei Crowborough, Sussex

Der andere Doyle

Doyle mochte Sherlock Holmes nicht und hielt seine anderen Bücher für viel wichtiger. Als seine besten Arbeiten sah er die historischen Romane »Rodney Stone«, »Sir Nigel« und »The White Company« an. Und im Gegensatz zum kühlen und logischen Holmes war Doyle ein glühender Anhänger des Spiritismus.

Neben den Sherlock-Holmes-Erzählungen wurden seine Abenteuerromane am populärsten, besonders die Geschichten um den wagemutigen Professor Challenger. Die erste davon, »The Lost World« (Die vergessene Welt, 1912) beschreibt eine Expedition auf ein bisher unerforschtes Hochplateau in Südamerika, auf dem die Helden überlebende Dinosaurier und Urmenschen entdecken. »In einem Roman von Conan Doyle wird ein Stück der verlorenen Welt geschildert, das aus einer Erdkatastrophe der Jura-Periode in den Urwäldern Südamerikas erhalten geblieben ist. Die wissenschaftliche Expedition, die in dies geheimnisvolle Gebiet eindringt, hat gefährliche Abenteuer mit den Tieren der Urzeit und mit Affenmenschen zu bestehen, findet aber als Belohnung ihres Wagemuts wundervolle Schönheiten der Natur, eine große Bereicherung wissenschaftlicher Erkenntnis und, die Engländer haben immer einen Sinn fürs Praktische, Diamanten in hinreichender Anzahl für alle Teilnehmer«, wie das »Berliner Tageblatt« am 21. September 1927 knapp zusammenfasst.

Auf »The Lost World« folgten vier weitere, aber kaum noch erfolgreiche Challenger-Romane.

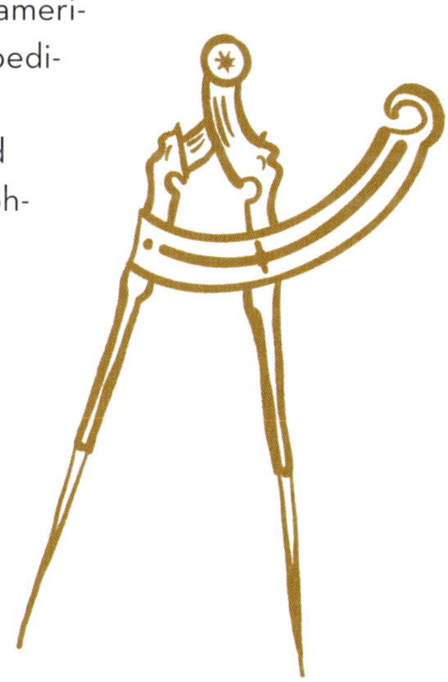

Doyles »The Lost World« inspirierte viele Autoren zu eigenen Klassikern: Die Geschichte war Vorbild für den Roman und Film »King Kong« von Edgar Wallace, gab dem amerikanischen Schriftsteller Edgar Rice Burroughs – »obwohl ich keine Belletristik lese, nur Sachbücher« – die Idee für seine »Tarzan«-Romane und brachte schließlich Michael Crichton dazu, als moderne Variante den Roman »Jurassic Park« zu schreiben.

Arthur Conan Doyle besuchte zahlreiche Seancen und fand dort Kontakt zu den Verstorbenen. Er war zunächst auch Mitglied der wissenschaftlichen Society for Psychical Research, S. P. R., verließ sie aber aus Protest gegen die strikten Kontrollen bei der Untersuchung von Medien. Insgesamt schrieb er 10 Bücher über den Spiritismus, darunter »The Case for Spirit Photography« (London 1922), »History of Spiritualism« (London 1926) und »The Edge of the Unknown« (New York, London 1930). Er unterhielt auch ein »Spiritistisches Museum« in London.

Das bekannteste seiner esoterischen Werke war wohl 1922 »The Coming of the Fairies«, in dem Doyle seinen Glauben an die Existenz von Elfen, Feen und Kobolden vehement vertrat, wobei er angebliche Feenfotos als Beweis anführte (die sich später als Spielereien zweier Mädchen entpuppten). Im Vorwort schreibt er: »Die in

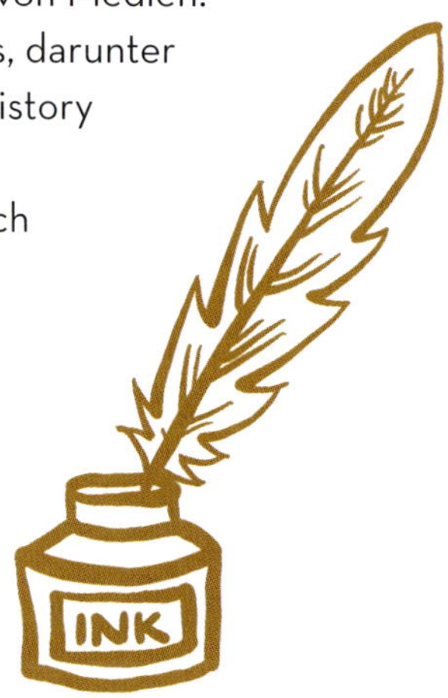

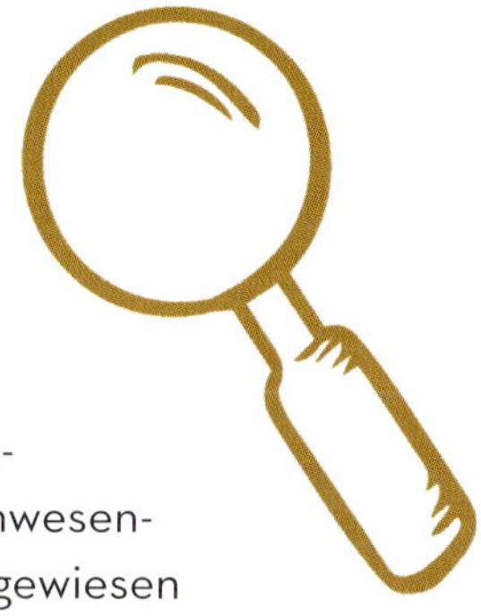

diesem kleinen Band dargelegte Reihe von Vorfällen stellt entweder den ausgeklügelsten und raffiniertesten Schwindel dar, der der Öffentlichkeit je gespielt wurde, oder sie ist ein Ereignis in der Menschheitsgeschichte, das in der Zukunft als epochal in seinem Charakter erscheinen wird. Es ist für den Verstand schwer zu fassen, zu welchen Schlussfolgerungen wir kommen müssen, wenn wir tatsächlich die Anwesenheit eines Volkes auf der Oberfläche unserer Welt nachgewiesen haben, das so zahlreich ist wie die Menschheit, das sein eigenes seltsames Leben in seiner eigenen seltsamen Weise führt, und das nur durch einen Schwingungsunterschied von uns getrennt ist. Wir erkennen ja nur Objekte innerhalb der Grenzen, die unser Farbspektrum ausmachen, doch daneben liegen unendliche, von uns ungenutzte Schwingungen. Wenn wir uns eine Rasse von Wesen vorstellen könnten, die aus Materie bestehen, die kürzere oder längere Schwingungen aussendet, wären sie unsichtbar, es sei denn, wir könnten uns selbst auf- oder abschwingen. Es ist genau diese Fähigkeit, sich auf andere Schwingungen einzustellen und sich an sie anzupassen, die einen Hellseher ausmacht, und soweit ich sehen kann, ist es wissenschaftlich nicht unmöglich, dass manche Menschen das sehen, was für andere unsichtbar ist.«

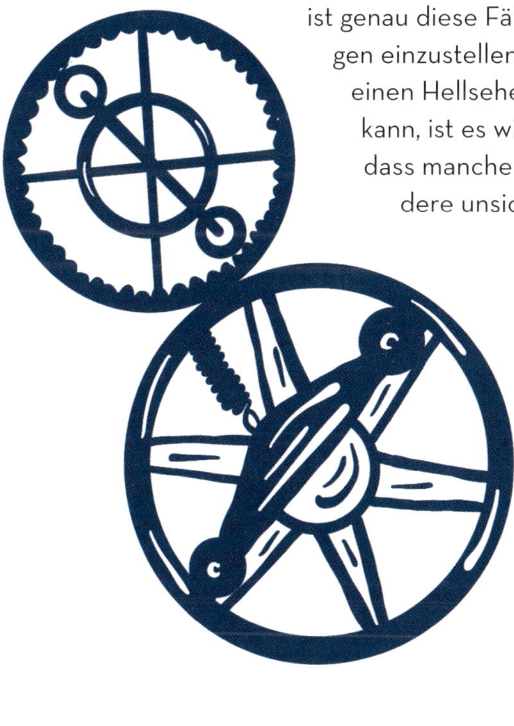

Doyles Tod

Arthur Conan Doyle starb am Montag, den 7. Juli 1930. Sein Nachruf in der »Deutschen Allgemeinen Zeitung« am 8. Juli lautete wie folgt: »Conan Doyle – Der Vater des Sherlock Holmes, der Verfasser der weltbekannten Detektivromane, Sir Arthur Conan Doyle, ist gestern im 72. Lebensjahr in London gestorben. Als Anfang der neunziger Jahre die lange Reihe der Sherlock-Holmes-Romane antrat, ahnte wohl niemand, daß der Autor später einer der leidenschaftlichsten Vorkämpfer des Spiritismus werden würde. Denn in diesen Geschichten geht es durchaus nicht übernatürlich zu, sondern mit messerscharfer Logik werden noch die scheinbar harmlosesten Nebenerscheinungen seziert, bis der Schlüssel zu dem geheimnisvollen Verbrechen gefunden ist. In diesem Büchern triumphiert noch die ›praktische‹ Vernunft, die emsig aus den unscheinbarsten Umständen das Netz der Indizienbeweise knüpft, in dem zappelnd die Bösewichte ihr Geständnis ablegen. Und man muß es diesen Sherlock-Holmes-Büchern lassen, diejenigen, die nicht gerade allzu hohe literarische Ansprüche stellen und sich gern einmal für einige laue Stunden dem kriminalistischen Kreuzwort-Ratespiel hingeben wollen, werden wohl auf ihre Kosten kommen.

Weniger bekannt ist, daß Conan Doyle auch noch eine ganze Reihe anderer Bücher geschrieben hat; überhaupt weiß man in der Oeffentlichkeit nicht allzuviel von seinem seltsamen Lebensweg. Doyle wurde 1858 in Edinburgh geboren, studierte Medizin und war längere Jahre als praktischer Arzt tätig.

Dann kam er als Schiffsarzt bis in die Arktis und an die Westküste von Afrika. Der Burenkrieg sah ihn als Leiter eines englischen Feldlazaretts. Außerdem schrieb er eine Propagandaschrift für diesen Krieg, die in zwölf Sprachen verbreitet wurde und zu der er leidenschaftlich den englischen Standpunkt zu verteidigen suchte. Auch im Weltkriege betätigte er sich als einer der eifrigsten Kriegspropagandisten und stellte in Crowborough ein Freiwilligen-Corps zusammen. Seine kriegerische Tätigkeit schloß er mit einer sechsbändigen Geschichte des britischen Feldzugs in Frankreich und Flandern ab.

In den letzten Jahren wendet er sich dann immer entschlossener dem Spiritismus zu. In allen Ländern experimentierte er herum, sammelte Photographien von Materialisationen Verstorbener und errichtete ein Museum des Spiritismus, in dem er Geisterphotographien, Briefe Verstorbener und Abdrücke von Geisterhänden ausstellte. Im Jahre 1925 wurde er Ehrenpräsident des Internationalen Spiritistenkongresses in Paris. Seine Rolle als Führer der Spiritisten bekam zuweilen einen tragikomischen Zug, da er manchen Schwindeleien zum Opfer fiel und sich in zahlreiche Polemiken verwickeln ließ. Manche seine Prophezeiungen stimmen allerdings sehr nachdenklich, so eine Aeußerung, die er an seinem 70. Geburtstag tat, nämlich, daß innerhalb der nächsten 30 Jahre ein neuer Krieg unvermeidlich sei, ›falls nicht der Versailler Vertrag revidiert wird‹. Eine Erkenntnis, die allerdings auch auf natürlichem, unspiritistischem Wege gewonnen werden könnte. W. F.:«

Sherlock Holmes – ein (unvollständiger) Steckbrief

* 1854
Vater: Engländer aus altem Landadel
Mutter: Schwester des französischen Malers Vernet

Studium: vermutlich in Oxford

Beruf: Privatdetektiv

Alterssitz: an der Küste von Sussex

Hobby: Spaziergänge, Imkerei

Todesjahr: 1914

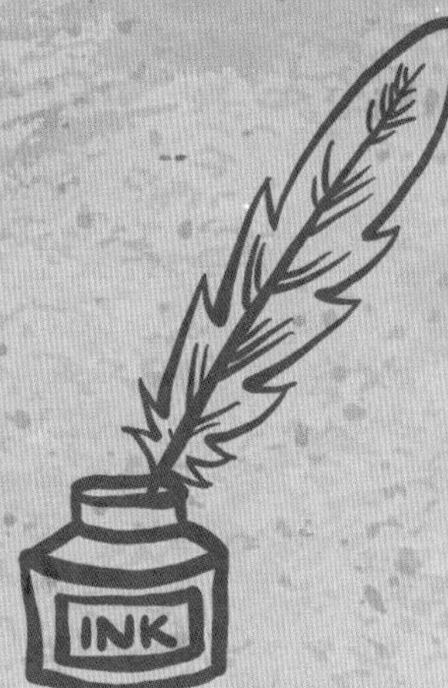

Curriculum Vitae (soweit bekannt):

1881	Tätigkeit im chemischen Labor eines Krankenhauses. Hier trifft er Watson.
1881	Gemeinsame Wohnung mit Dr. Watson in der Baker Street 221B
1887	Erlangung von Ruhm in ganz Europa
5. Mai 1891	Sturz in den Reichenbachfall, für tot erklärt
1894	Kontaktaufnahme mit Dr. Watson: Holmes' Tod war eine Finte.
Juni 1902	Verweigerung des Ritterschlags
ab 1903/1904	Ruhestand nach 23 Jahren als Detektiv (davon 17 Jahre mit Watson als Assistent)

Dr. John H. Watson – ein (unvollständiger) Steckbrief

* 1852 oder 1853, vermutlich in England

Studium: Medizin, St Bartholomew's Hospital Medical College, Universität London

Todesjahr/-datum: unbekannt

Curriculum Vitae (soweit bekannt):

1878	Studienabschluss: Doktortitel
1878-1879	Weiterbildung zum Armeearzt in Netley als Hilfschirurg in der Armee
1880	Dienst im 2. Afghanistankrieg
27. Juli 1880	Verletzung an Schulter und/oder Bein in der Schlacht von Maiwand
1881	Erstes Treffen mit Sherlock Holmes
Ab 1881	Gemeinsame Wohnung mit Holmes in Baker Street 221B, London
1889	Heirat mit Mary Morstan (die spätestens 1894 verstirbt)
Sommer 1889	Umzug nach Kensington und Eröffnung einer Praxis in der Nähe des Bahnhofs Paddington
Juni 1902	Verwundung am Bein durch einen Revolverschuss
1903	Zweite Heirat, Name der Gattin unbekannt
ab 1903	Beschreibung der detektivischen Abenteuer nur noch anhand von Aufzeichnungen nach Holmes' Entschluss, sich zur Ruhe zu setzen

QUIZ:
Holmes' Eigenschaften und Kenntnisse

Welche dieser Eigenschaften schreibt Dr. Watson seinem Freund Sherlock Holmes NICHT zu?

Der Meisterdetektiv in den Erzählungen Dr. Watsons ...

1. ... kaut an den Fingernägeln, wenn er tief ins Nachdenken und Grübeln versunken ist. ☐

2. ... isst niemals Obst, weil er sich als Kind einmal den Magen verdorben hat. ☐

3. ... wird bei einer Suche vor Ort ganz aufgeregt, seine Wangen röten sich. ☐

4. ... geht stets vor 22 Uhr zu Bett. ☐

5. ... drückt sich gern sarkastisch aus. ☐

6. ... weiß nicht, dass die Erde sich um die Sonne dreht. ☐

7. ... hört gern Schmeicheleien. ☐

8. ... ist ein Messie. ☐

9. ... ist drogensüchtig.

10. ... liebt schwedisches Konfekt.

11. ... liest vor allem philosophische Abhandlungen.

12. ... ist extrem ordentlich.

13. ... ist weniger clever als sein Bruder Mycroft.

14. ... kann große Teile von Shakespeares »The Tragedy of Macbeth« auswendig.

15. ... bohrt in der Nase, wenn er nachdenkt und zu viele Zigarren geraucht hat.

16. ... ist ein extremer Spätaufsteher – 7.15 Uhr ist für ihn schon früh.

17. ... ist äußerst kaltblütig.

18. ... kann in Tagträume versinken und dann den blauen Himmel anstarren.

19. ... verbringt ganze Nächte mit chemischen Forschungen.

20. ... hat keinerlei Interesse an Landschaften und ist ganz und gar Stadtmensch.

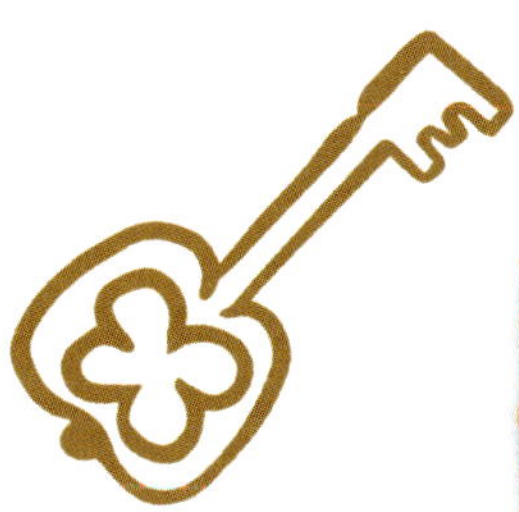

Die Auflösung finden Sie auf S. 48.

AUFLÖSUNG:
Holmes' Eigenschaften und Kenntnisse

**Die richtigen Antworten – also nicht zutreffende Eigenschaften von Holmes – sind:
1, 2, 10, 11*, 14, 15**

Die übrigen Aussagen werden in den Erzählungen tatsächlich getroffen:

3. So schildert es »The Boscombe Valley Mystery«.

4. Steht so in »A Study in Scarlet«.

5. Siehe »A Study in Scarlet«: »›Wie aufregend‹, sagte Holmes und gähnte.«

6. Tatsächlich weiß er das nicht, wie »A Study in Scarlet« verrät.

7. Steht so in »A Study in Scarlet«.

8. Das schildert Watson ganz unverhohlen in »The Musgrave Ritual«.

9. Das verrät uns »The Sign of the Four« gleich am Anfang.

***11.** Watson bemerkt in »A Study in Scarlet«, dass Holmes über keinerlei philosophisches Wissen verfügt. Er liest fast ausschließlich die Sensationsspalten der Zeitungen.

12. Zumindest in »A Study in Scarlet« wird das von ihm gesagt – man vergleiche aber Aussage Nr. 8!

13. Ohne Zweifel – belegt in »The Greek Interpreter«.

16. Das erfährt man in »The Adventure of the Speckled Band«.

17. Als er in »The Adventure of the Speckled Band« einen Einbrecher überrascht, meint Holmes ganz cool: »Das Gespräch ist zwar ganz amüsant, aber bitte schließen Sie beim Verlassen des Raumes die Tür, denn es zieht hier doch sehr.«

18. Zumindest verhält er sich in »The Adventure of Silver Blaze« so.

19. Das erfahren wir in »The Adventure of the Copper Beeches«.

20. Man hätte es sich ohnehin denken können, aber Watson weist in »The Adventure of the Cardboard Box« ausdrücklich darauf hin.

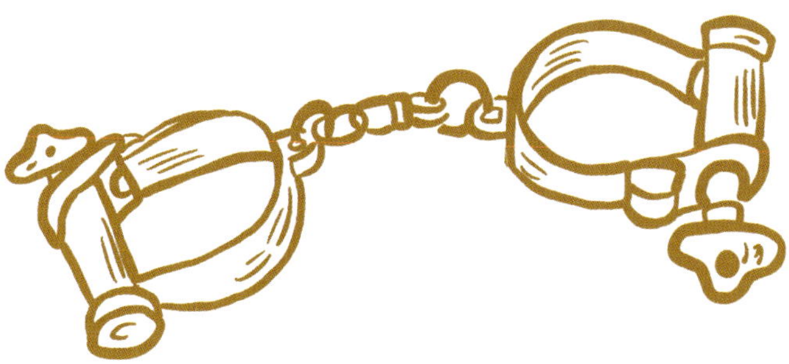

Wer ist das denn?

Vor allem durch seine Verkleidungen lässt uns Sherlock Holmes immer wieder schmunzeln – doch diese Ermittlungsmethoden nutzt er eher in den Filmen als in den kanonischen Geschichten.
In folgende Verkleidungen schlüpft er in den Erzählungen:

- Matrose und kurzatmiger alter Seemann (The Sign of the Four)
- betrunkener Stallbursche und einfältiger Priester (A Scandal in Bohemia)
- Opiumraucher (The Man with the Twisted Lip)
- Gammler (The Adventure of the Beryl Coronet)
- ehrwürdiger italienischer Priester (The Adventure of the Final Problem)
- älterer Büchersammler (The Adventure of the Empty House)
- Captain Basil (The Adventure of Black Peter)
- Klempner mit Namen Escott (The Adventure of Charles Augustus Milverton)
- unrasierter Franzose (The Disappearance of Lady Frances Carfax)
- Arbeiter auf Jobsuche (The Adventure of the Mazarin Stone)
- alter Sportler (The Adventure of the Mazarin Stone)
- ältere Frau (The Adventure of the Mazarin Stone)
- irischer Spion mit Namen Altamont (His Last Bow)

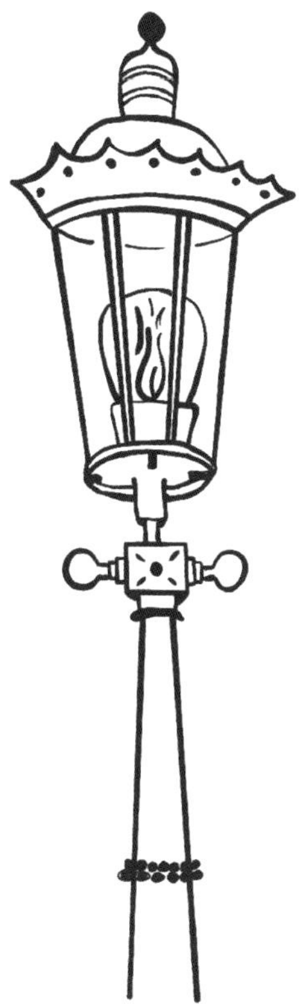

Viele erinnern sich daran, wie sich Sherlock Holmes in »The Hound of the Baskervilles« als Bettler verkleidet. Das kommt jedoch nur im Film vor, nicht in Doyles Roman. Die Szene stammt aus der Verfilmung von 1939 mit Basil Rathbone als Sherlock Holmes, Nigel Bruce als Dr. Watson, Richard Greene als Sir Henry Baskerville und Wendy Barrie als Beryl Stapleton.

Holmes verkleidet sich, um unerkannt zu recherchieren, aber trotz seines brillanten Köpfchens ist er in den Erzählungen zweimal unfähig, andere Verkleidungen zu durchschauen. In »The Hounds of the Baskervilles« brüstet er sich stolz, ihn könne keine Verkleidung täuschen, doch in »A Study in Scarlet« erkennt er Jefferson Hope nicht, der sich als Mrs. Sawyer verkleidet hat, und in »The Man with the Twisted Lip« entlarvt er den maskierten Hugh Boone nicht, obwohl er ihn schon oft gesehen hat.

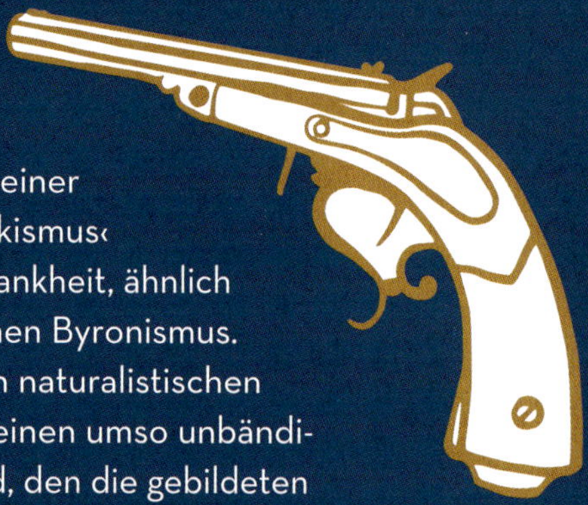

Es schrieb die »Berliner Börsen-Zeitung« am 12. Juni 1908:
»Es ist sicher, so plaudert die ›Köln. Ztg.‹, daß das gegenwärtige Europa an einer Krankheit leidet, die man den ›Sherlockismus‹ nennen kann. Er ist eine literarische Krankheit, ähnlich der Werthermanie und dem romantischen Byronismus. Er tauchte auf, als das Publikum an den naturalistischen Waren keinen Geschmack mehr, aber einen umso unbändigeren Durst nach Abenteuern empfand, den die gebildeten Literaten ihm vergebens hinwegzudisputieren suchten. Diese standen vor dem Sherlockismus ratlos und die Hände ringend …
Das Publikum, dies ungehorsame Kind, wollte wieder einmal durchaus anders. Es begeisterte sich für den edlen Detektiv Sherlock Holmes, der alles sieht, alles hört, der durch dreißig bunte Westen durch bemerkte, ob man an der fünften Rippe einen Leberfleck von drei Millimeter Durchmesser hat, und der stets nur für das Gute seinen nie verfehlenden Revolver zieht.«

Arthur Conan Doyle als Detektiv

Einen kniffeligen Fall und die Indizien, die zu dessen Lösung führen, frei zu erfinden, das ist das eine. Einen echten Kriminalfall lösen, ist eine ganz andere und viel schwierigere Aufgabe. Sherlock Holmes löste knifflige Fälle, aber auch sein Schöpfer Arthur Conan Doyle machte sich mit Spürsinn über Verbrechen her. Dabei ging es ihm häufiger um die Entlastung unschuldig Verurteilter als um die Überführung schuldiger Übeltäter.

Ab dem 3. Februar 1903 ereignete sich in der englischen Grafschaft Staffordshire eine Reihe von brutalen Tierverstümmelungen. Das erste Opfer war ein wertvolles Pferd, danach fand man aufgeschlitzte Kühe und Schafe auf der Weide. Nach einer Attacke auf ein Pferd am 27. August wurde der junge Anwalt George Edalji im Dorf Wyrley verhaftet, der Sohn eines anglikanischen Geistlichen von parsischer Herkunft. Man wollte auf seinem Mantel Blut und Pferdehaare gefunden haben. Er wurde vor Gericht gestellt und abgeurteilt, obwohl schon damals den meisten Zeitgenossen klar war, dass der Richter von Vorurteilen und Ressentiments beeinflusst gewesen war. Doyle nahm sich des Falles an und veranstaltete einen großen Wirbel.

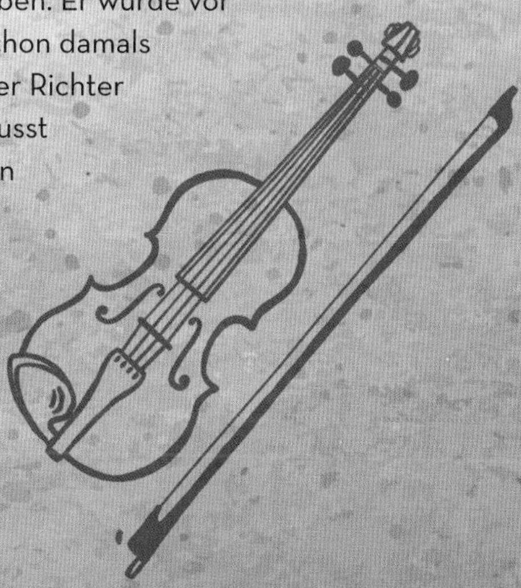

Der amerikanische Autor Charles Fort schildert den Fall Edalji in seinem Buch »Wild Talents« (1932) ausführlich: »Sir Arthur Conan Doyle rollte Edaljis Fall unter großer Anteilnahme der Öffentlichkeit wieder auf. In seinem Bericht,

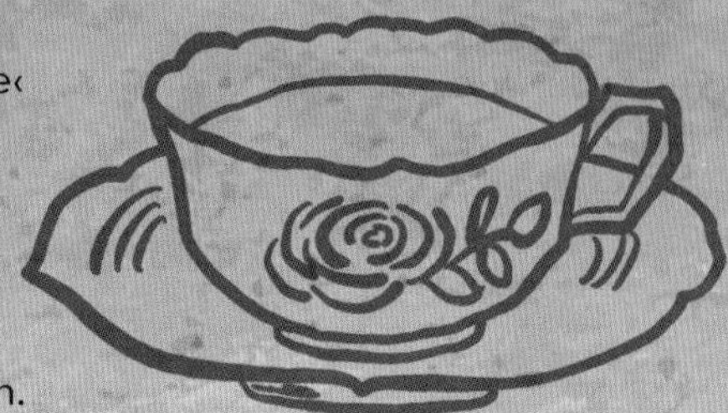

unter dem Namen ›Great Stories of Real Life‹ erschienen, berichtet Doyle, dass, als der Polizeiinspektor den alten Mantel nahm und Pferdehaare darauf fand, Mrs. Edalji und Miss Edalji abgestritten hätten, dass sich solche Haare auf dem Mantel befanden. Edaljis Vater sagte: ›Nehmen Sie den Mantel ruhig mit. Ich bin mir sicher, daß darauf keine Pferdehaare sind.‹ Doyle führt aus, es müsse wohl in der Nähe der Polizeiwache ein Pferdestall gelegen haben. Und bezüglich der Angabe, Edaljis Schuhe hätten präzise zu den Spuren auf der Weide gepaßt, auf der das Pferd gequält worden war, fand Doyle heraus, daß der Tatort unmittelbar neben einer großen Kohlengrube lag. Dort gingen Hunderte von Bergleuten umher – was es unmöglich machte, eine bestimmte Spur als die des Täters zu erkennen. Durch Doyles Recherchen und weil die Öffentlichkeit aufmerksam geworden war, überprüfte ein Ausschuß der Regierung die Recherchen und kam zu dem Urteil, daß Edalji unschuldig im Gefängnis saß.«

Doyle hatte auch darauf hingewiesen, dass Edalji kurzsichtig war und nachts nichts sehen konnte – das entlastete ihn ebenfalls.

Doyle vermeinte derweil, den wahren Täter zu kennen. Es schrieb das »Jeversche Wochenblatt« am 12. September 1907: »Die Sache wird dadurch noch besonders interessant, daß Sir Arthur Conan Doyle, der Verfasser des bekannten Buches Sherlock Holmes, offen erklärt, daß er genau wisse, wer die Verbrechen begangen habe. Conan Doyle war der eifrigste Verfechter der Unschuld Edaljis. Er sagt, er habe der Polizei genau den Verbrecher geschildert und ihr seinen Namen genannt. Die Polizei scheint jedoch kein rechtes Vertrauen zu den geheimpolizistischen Fähigkeiten Conan Doyles zu besitzen, denn sie verhaftete den von ihm bezeichneten Mann bisher nicht. Sollte Conan Doyle mit seinen Angaben recht behalten, so würde er jenen eigenen Sherlock Holmes an Findigkeit übertroffen haben.«

Wie beim Fall Edalji wies Doyle durch sein kriminalistisches Engagement in einem weiteren Fall nach, dass ein Mann unschuldig im Gefängnis gesessen hatte, dieses Mal sogar

20 Jahre lang – doch, wie der »Mittelbadische Courier« am 28. September 1929 schrieb: »Conan Doyle erntet Undank. Conan Doyle hat sich, wie bekannt sein dürfte, jahrelang mit dem Fall des unschuldig verurteilten Oscar Slater beschäftigt. Slater ist vor 20 Jahren wegen Ermordung einer alten Frau zum Tode verurteilt und dann zu lebenslänglichem Zuchthaus begnadigt worden. Conan Doyle war aber von der Unschuld Slaters fest überzeugt und leitete mit bemerkenswerter Energie einen Pressefeldzug zur Befreiung Slaters ein. Erst vor kurzem ist es dem berühmten englischen Kriminalschriftsteller und Spiritisten gelungen, eine Revision des Prozesses durchzusetzen. Slater wurde freigesprochen und bekam vom Staate einen Schadenersatz von 6000 Pfund. Nun behauptet Conan Doyle, im Laufe der Jahre nicht wenig Geld für die Sache Slaters ausgegeben zu haben Er schätzt seine Auslagen auf mindestens 1000 Pfd. und möchte die Unkosten gerne zurückerstattet haben. Als Conan Doyle sich an seinen Schützling wandte, erwiderte ihm Slater, daß er gar nicht daran denke, die Unkosten Conan Doyles zu bezahlen. Conan Doyle, so behauptet er, habe an der Wiederaufnahme des Prozeßes Slaters sehr viel verdient: denn seine Artikel in den besten englischen Zeitungen seien fürstlich honoriert worden. Außerdem habe er den Fall Slater geschickt als Reklame benutzt. Slater lebt zurzeit als Rentier in einem guten Hotel in Brighton und scheint es recht gut zu haben. Es ist nun einmal so, dass Undank der Welten Lohn ist.«

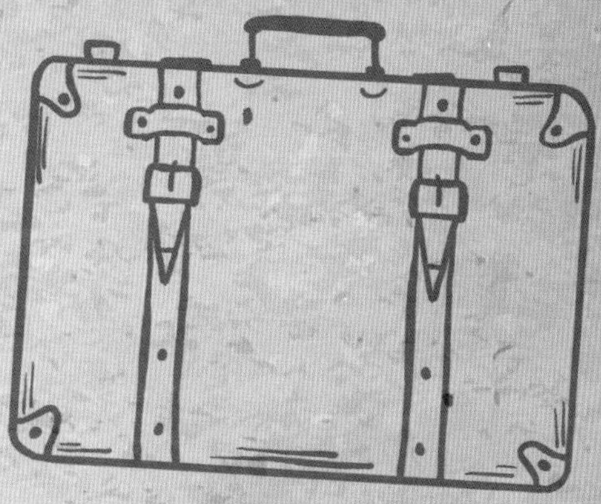

In einem anderen Fall war Doyle weniger erfolgreich – beim Raub der irischen Kronjuwelen. Die »Dresdner Neuesten Nachrichten« meldeten das am 23. Juli 1907:

»Conan Doyle als Sherlock Holmes. Sir Arthur Conan Doyle, der berühmte Erfinder des berühmten Detektives ›Sherlock Holmes‹. will, wie Londoner Blätter erzählen, einen praktischen Beweis seines Polizistengenies erbringen. Er will seinen Spürsinn, den er in seinen kompliziert erdachten und scharfsinnig entwirrten Kriminalromanen bewiesen hat, zur Aufklärung eines ›wirk-

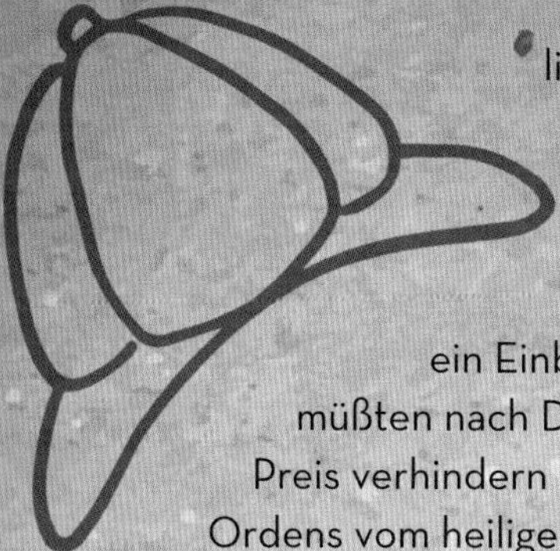

lichen‹ Falles verwenden, und zwar eines vaterländischen Sensationsfalles. Der mysteriöse Juwelenraub in Dublin beschäftigt ihn unablässig, und er ist nach genauer Prüfung aller Umstände zu der Annahme gelangt, daß hier ein Einbruch aus politischen Motiven vorliege. Die Täter müßten nach Doyle irländische Nationalisten sein, die um jeden Preis verhindern wollten, daß König Eduard die Insignien des Ordens vom heiligen Patrick anlege. Nachdem ihnen dies gelungen ist, würden die geraubten Juwelen sehr bald wieder in irgend einer Weise zum Vorschein kommen. Ob in diesem Falle die ›Theorie‹ des geistreichen literarischen Detektivs richtig ist, ob er nicht gemeinen Schmuckdieben zu viel Ehre antut, wenn er ihnen nationale Motive unterschiebt, wird die Zukunft lehren, vorausgesetzt, daß man die Täter erwischt.«

Das aber geschah nie. Bis heute wurde der Dieb der irischen Kronjuwelen nicht gefasst.

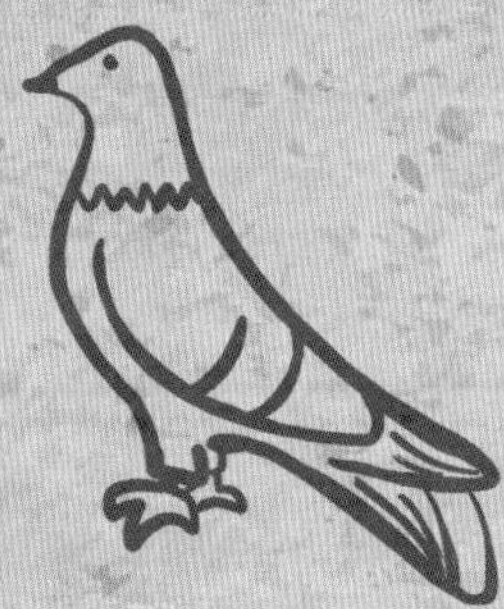

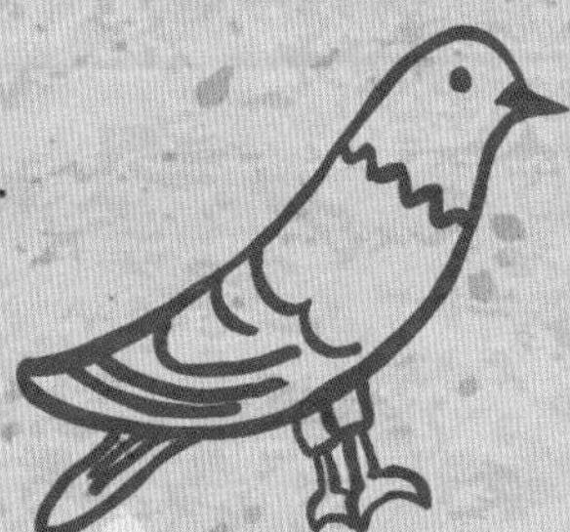

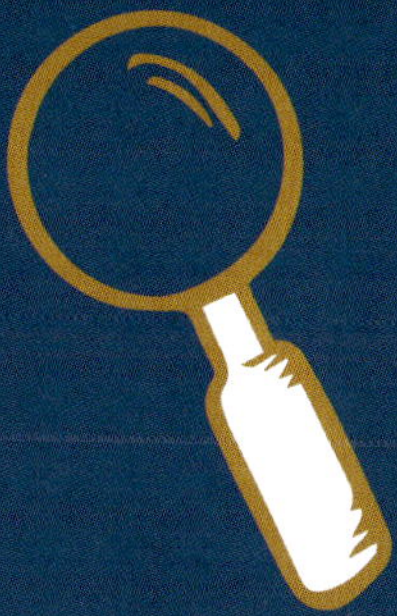

Wie früher üblich, werden in »The Hound of the Baskervilles«, in »The Five Orange Pips« und in »The Adventure of the ›Gloria Scott‹« der Absendeort und das Absendedatum eines Briefes anhand eines Poststempels ermittelt.

Den Meisterdetektiv ehrten mit eigenen Briefmarken so unterschiedliche Staaten wie Nicaragua (1972), San Marino (1979), die Komoren (1980), Turks und Caicos in der Karibik (1984) und, fast ganz zuletzt, das Vereinigte Königreich (1987–1988).

2020 erschien in Großbritannien ein neuer Satz Briefmarken mit Sherlock Holmes-Motiven anlässlich des 10. Jubiläums der BBC-Serie »Sherlock« mit Benedict Cumberbatch. Je zwei Marken hängen zusammen in einem Block. Die Marken Erster Klasse tragen die Motive »The Reichenbach Fall« und »A Study in Pink«. Die Marken zu 42 Pence tragen die Motive »The Great Game« und »The Empty Hearse«. Und die Marken zu 68 Pence schmücken Motive aus »A Scandal in Belgravia« und »The Final Problem«. Man kann sie übrigens immer noch erwerben!

QUIZ:
Forensik und Psychologie

Sherlock Holmes war ganz klar ein cleveres Köpfchen, untersuchte zahlreiche forensische Techniken und wendete so manche als Erster an. Welche der folgenden Aussagen trifft auf die Erzählungen zu? Kleiner Tipp: Es sind mehr richtige Aussagen als falsche!

1. Sherlock Holmes ist ein Pionier der Taphologie.
2. Sherlock Holmes entwickelt Mittel zur Blutbestimmung, um zu erfahren, wer genau am Tatort verletzt wurde.
3. Sherlock Holmes analysiert Mikroausdrücke in der menschlichen Mimik.
4. Als einer der Ersten wendet Sherlock Holmes die DNA-Analyse an, um Verwandtschaftsverhältnisse zu klären.
5. Sherlock Holmes vermag die Körpergröße anhand von Schriftzeugnissen zu bestimmen.
6. Sherlock Holmes untersucht stets gewissenhaft Schuh- und Fußabdrücke.
7. Sherlock Holmes unternimmt Tatortrekonstruktionen, um den Hergang einer Straftat genauer feststellen zu können.

8. Sherlock Holmes analysiert akribisch Fingerabdrücke am Tatort. ☐

9. Sherlock Holmes untersucht die verwendeten Schrifttypen bei anonymen, mit Schreibmaschine geschriebenen Briefen. ☐

10. Sherlock Holmes analysiert Fahrradreifenspuren. ☐

11. Sherlock Holmes nutzt die forensische Zeugenanalyse, indem er unterschiedliche, sich widersprechende Zeugenaussagen abgleicht. ☐

12. Sherlock Holmes fotografiert als Erster präzise die Tatorte und stellt kleine Zettel mit Zahlen bei den einzelnen Beweisstücken auf. ☐

Die Auflösung finden Sie auf S. 60.

AUFLÖSUNG:
Forensik und Psychologie

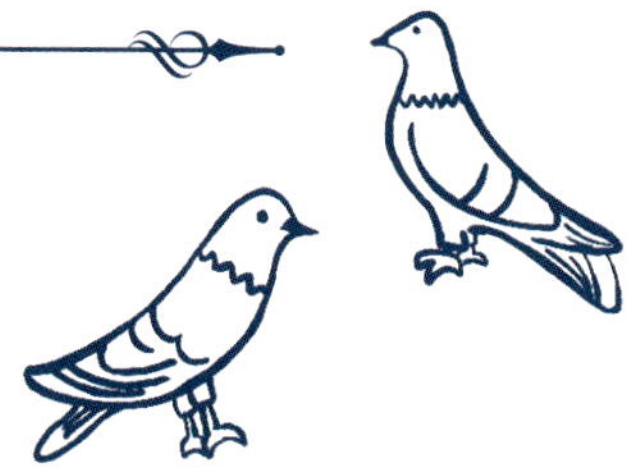

Die richtigen Antworten sind:
1, 2, 3, 5, 6, 7, 8, 9, 10

1. Taphologie ist nach der Definition ihres sowjetischen Begründers Iwan Efremov die Lehre der Vorgänge, die einer Leiche nach ihrem Tode zustoßen. Um zu erfahren, ob einem Mordopfer bestimmte Wunden vor oder nach seinem Tod zugefügt wurden, peitscht Holmes in einem Labor Leichen – so lesen wir es in »A Study in Scarlet«.

2. Auch das erfahren wir in »A Study in Scarlet«. Holmes nutzt dazu sein Chemielabor.

3. Und auch das erfahren wir ganz zu Anfang in »A Study in Scarlet«. Später macht die US-Serie »Lie to Me« mit Tim Roth als Dr. Cal Lightman (2009–2011) das Konzept populär.

4. Da wäre er lange vor seiner Zeit gewesen. Die Doppelhelixstruktur der DNA wurde erst 1953 von James D. Watson (ein später Nachkomme des Doktors?) und Francis Crick entdeckt; das DNA-Profiling wurde 1984 von dem britischen Genetiker Sir Alec Jeffreys entwickelt und zum ersten Mal 1988 bei einem Kriminalfall eingesetzt.

5. Tatsächlich: Sherlock Holmes stellt in »A Study in Scarlet« fest, dass die Höhe einer Kritzelei an einer Hauswand der Augenhöhe des Schmierfinks entspricht.

6. Holmes prüft mit einer gewissen Regelmäßigkeit Fuß- und Schuhabdrücke, etwa in »The Boscombe Valley Mystery«. In »The Adventure of Silver Blaze« borgt er sich sogar ein Hufeisen, um die Hufabdrücke eines bestimmten Pferdes zu analysieren. Und in »The Sign of the Four« analysiert er Abdrücke von Holzbeinen und nackten Füßen.

7. Auch diese Technik, aus zahlreichen TV-Krimis bekannt, wendet Holmes an, z. B. in »The Problem of Thor Bridge«.

8. Diese kriminalistische Technik ist uns so vertraut, dass viele nicht wissen, dass sie noch relativ jung ist. Scotland Yard erfasste und untersuchte Fingerabdrücke erst ab 1901. Holmes war jedoch seiner Zeit voraus – er nutzt das Wissen, dass jeder Fingerabdruck individuell ist, bereits 1890 in »The Sign of the Four« und später noch in »The Adventure of the Norwood Builder« (1903) und in »The Adventure of the Three Gables« (1926).

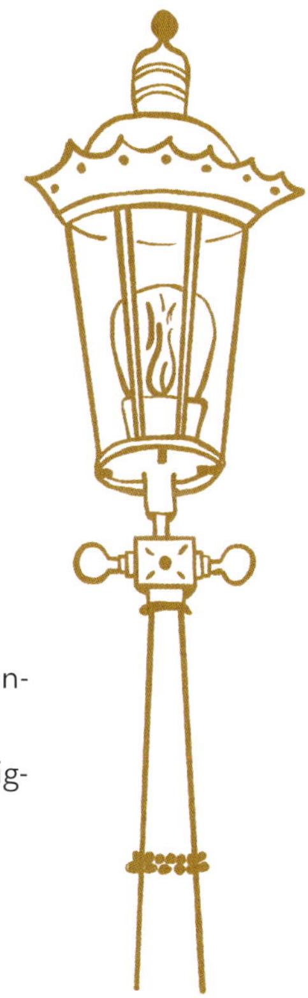

9. In »A Case of Identity« findet Holmes die Identität eines anonymen Briefeschreibers heraus, indem er die Abdrücke der Typen auf mehreren schreibmaschinengeschriebenen Briefen vergleicht. Später gehörte das zur Grundausstattung forensischer Ermittler.

10. Heute gibt es Reifendatenbanken für alle gängigen Fahrzeugtypen – Holmes untersucht in »The Adventure of the Priory School« bereits Fahrradreifenspuren.

11. Das stimmt nicht – Holmes kennt nur zwei Arten von Augenzeugenberichten: wahrhafte Erzählungen und Lügen. Von wissenschaftlichen Untersuchungen über die Unzuverlässigkeit von Zeugenaussagen weiß er noch nichts.

12. Auch davon ist in Doyles Erzählungen nie die Rede.

Eine der ersten Erwähnungen Arthur Conan Doyles in deutschen Zeitungen erfolgte am Montag, den 22. Oktober 1888, im »Berliner Tageblatt und Handels-Zeitung«. Es wurde über einen Essay von Doyle berichtet, »Die Vertheilung der Geisteskräfte auf Englands Boden«, der Geisteskraft und analytischen Verstand besprach, und zwar in Abhängigkeit von Nationalität. Doyle behauptete, Geistesgrößen seien stets britischer Abkunft, und wenn britischer, dann eher schottischer und irischer als englischer Abkunft. Der Verfasser des Artikels, Karl Blind, war wenig beeindruckt: »Ueber die unlogische Art, wie Dr. Doyle die einzelnen Berufsarten zusammenstellt, wird jeder richtig erzogene Deutsche in sprachloses Erstaunen gerathen.«

Der erste bekannte Abdruck von Sherlock Holmes-Geschichten als Zeitungsroman in Deutschland basierten auf der Anthologie »The Adventures of Sherlock Holmes«: »Die Erlebnisse eines Privatdetektivs« erschienen von Mai bis Juli 1895 im »Düsseldorfer Volksblatt«. Am 4. Juli begann der Abdruck von »A Case of Identity« unter dem Titel: »Ein Fall geschickter Täuschung«:
»›Lieber Freund‹, sprach Sherlock Holmes, als wir behaglich beisammen an seinem Kamin in der Baker Street saßen, ›das Leben selbst bringt weit Merkwürdigeres hervor als alles, was der menschliche Geist zu erfinden vermag. Könnten wir jetzt Hand in Hand aus diesem Fenster fliegen, und, über der Riesenstadt schwebend, die Dächer abheben, um zu beobachten, was sich darunter zuträgt, könnten wir die seltsamen Zufälligkeiten, die Absichten, die Zwischenfälle, die wunderbaren Verkettungen und Begebenheiten, die sich durch Generationen hinziehen und die zu ganz überraschenden Resultaten führen, wahrnehmen, so würde uns danach jegliche Dichtung mit ihrem konventionellen und voraus gesehenen Abschluß höchst schal und wertlos erscheinen.‹«

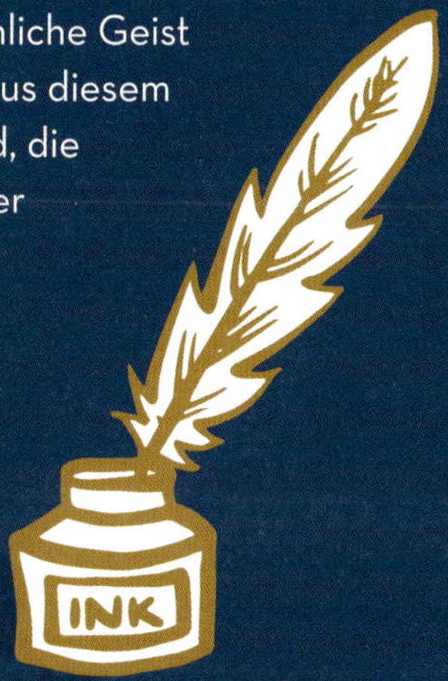

Widersprüchlich, mein lieber Watson!

Sherlock Holmes analysiert stets streng logisch, ihm fällt jedes Detail und jeder Widerspruch in einer Zeugenaussage auf. Sein Schöpfer Arthur Conan Doyle war da ganz anders – ihn kümmerten interne Widersprüche in den Erzählungen überhaupt nicht, und es verblüffte ihn sehr, dass sich die Leser darüber wunderten. Und zahlreich und auffällig sind die Widersprüche in Einzelheiten und Datierungsfragen ohne Zweifel:

- Sherlock Holmes wird in »A Study in Scarlet« als extrem ordentlich geschildert, in »The Musgrave Ritual« allerdings ist er ein ziemlicher Messie, der alles einfach auf den Boden wirft und dort liegen lässt, ohne jeden Antrieb, irgendwann einmal sauber zu machen.

- In »The Sign of the Four« spielt ein Brief eine Rolle, der auf den 7. Juni datiert ist und ein Treffen am Abend vorschlägt. Zu diesem brechen Holmes und Watson allerdings »an einem Septemberabend« auf, und kurz darauf herrschen trübe Novembertage. Dennoch wird behauptet, der Fall spiele innerhalb von vier Tagen!

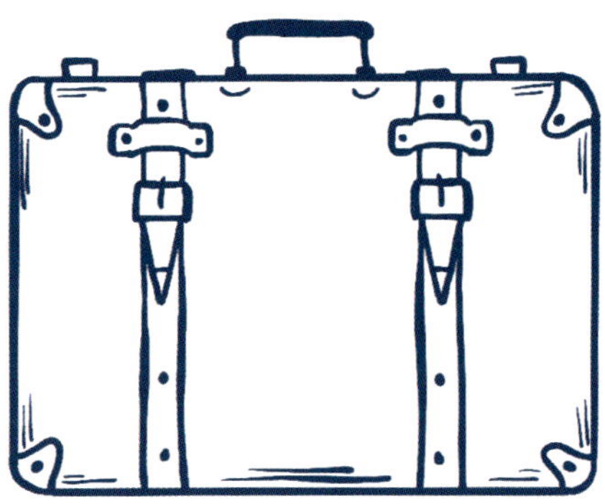

DIY / Basteln

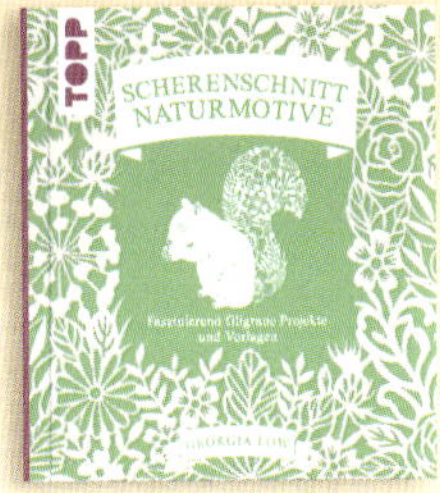

Scherenschnitt Naturmotive
ISBN 978-3-7358-**5032**-4
128 S., SC, € (D) 18,00

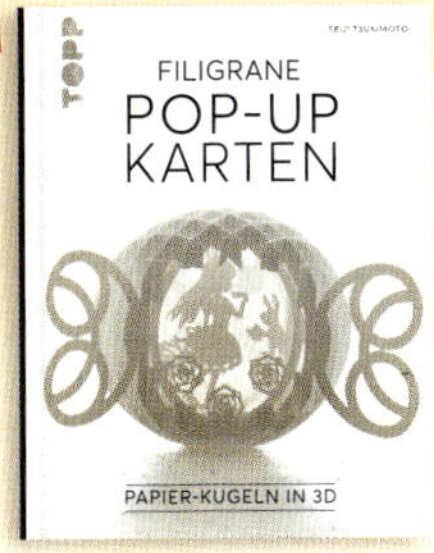

Filigrane Pop-Up-Karten
ISBN 978-3-7724-**4635**-1
128 S., HC, € (D) 22,00

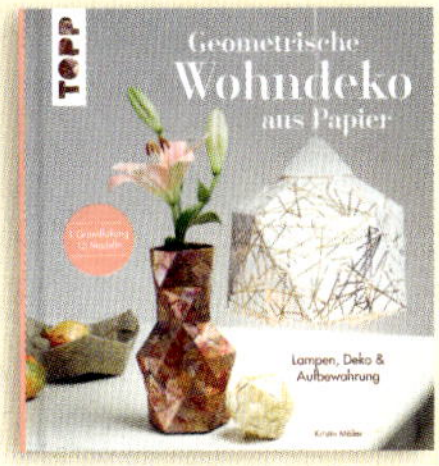

Geometrische Wohndeko aus Papier
ISBN 978-3-7724-**4566**-8
96 S., HC, € (D) 16,00

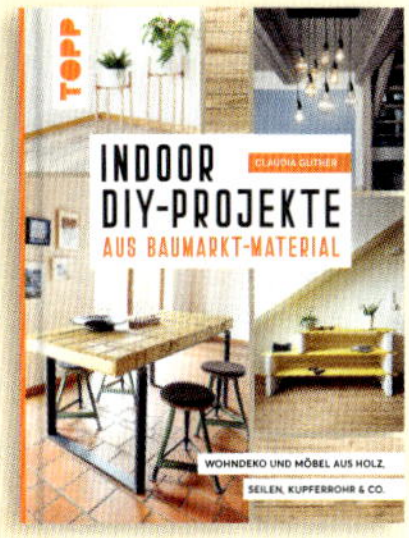

Indoor DIY-Projekte aus Baumarkt-Material
ISBN 978-3-7724-**7169**-8
112 S., HC, € (D) 18,00

Handarbeiten

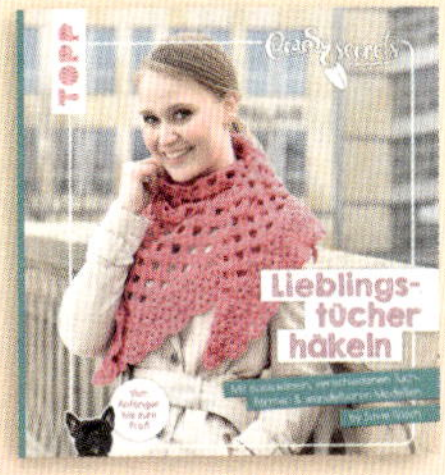

CraSy Secrets - Lieblingstücher häkeln
ISBN 978-3-7358-**7023**-0
128 S., HC, € (D) 22,00

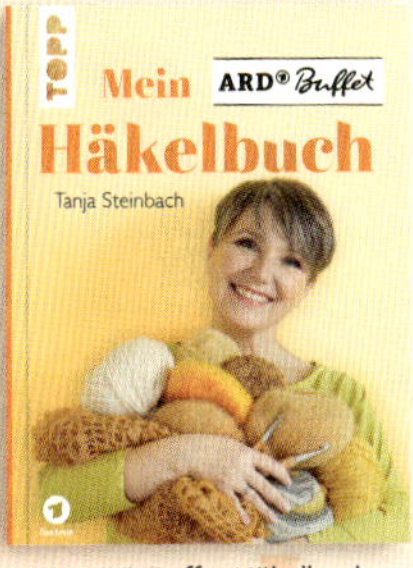

Mein ARD Buffet Häkelbuch
ISBN 978-3-7358-**7012**-4
128 S., HC, € (D) 22,00

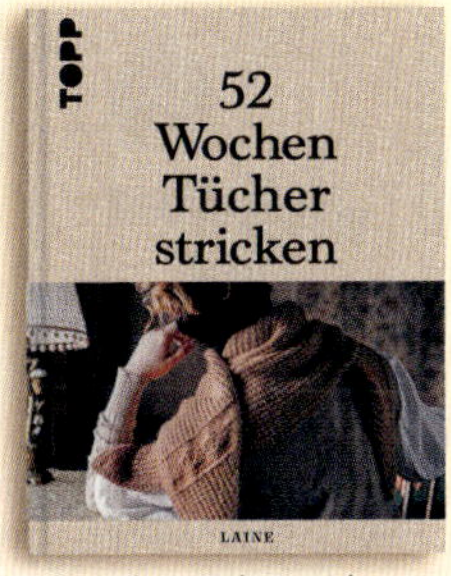

52 Wochen Tücher stricken
ISBN 978-3-7358-**7009**-4
272 S., HC, € (D) 40,00

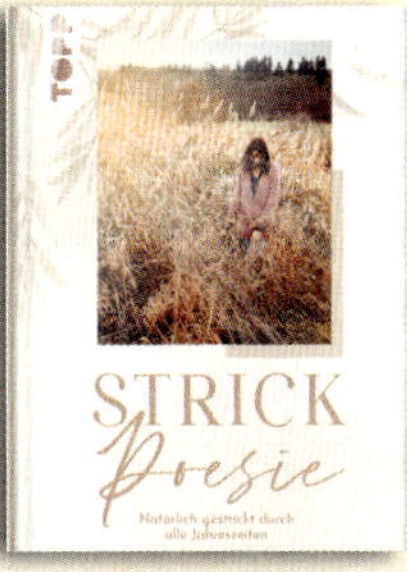

Strickpoesie – Natürlich gestrickt durch alle Jahreszeiten
ISBN 978-3-7358-**7006**-3
128 S., HC, € (D) 22,00

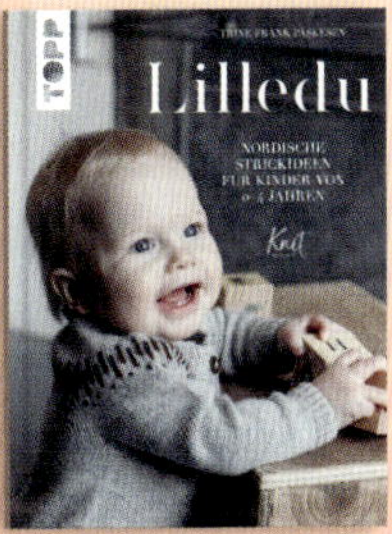

Lilledu – Nordische Strickideen für Kinder von 0-4 Jahren
ISBN 978-3-7358-**7015**-5
176 S., HC, € (D) 24,00

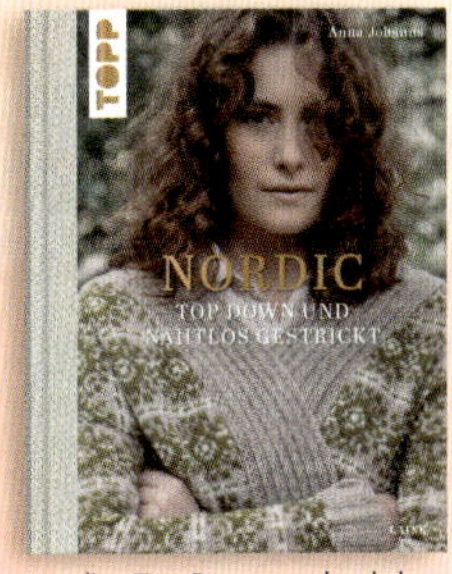

Nordic - Top Down und nahtlos gestrickt
ISBN 978-3-7358-**7029**-2
176 S., HC, € (D) 30,00

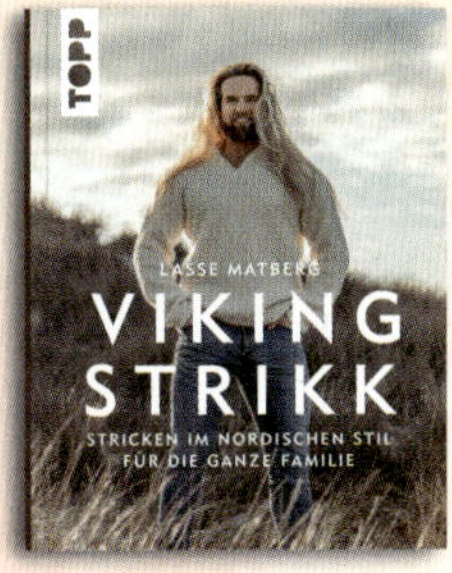

Viking Strikk – Stricken im nordischen Stil
ISBN 978-3-7358-**7000**-1
192 S., HC, € (D) 25,00

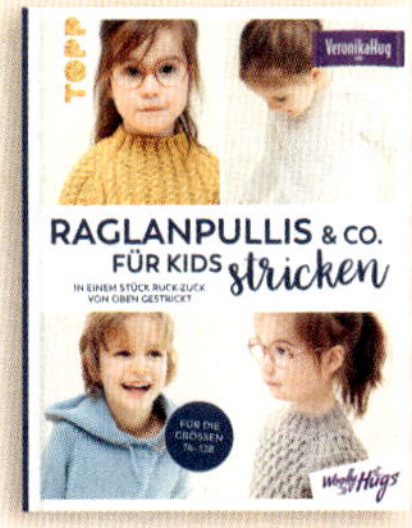

Raglanpullis & Co. für Kids stricken
ISBN 978-3-7358-**7020**-9
96 S., HC, € (D) 18,00

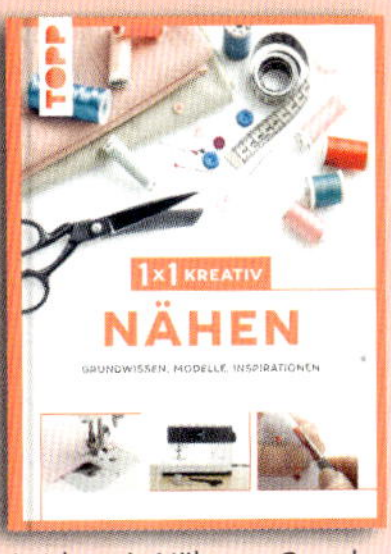

1x1 kreativ Nähen – Grundwissen, Modelle, Inspirationen
ISBN 978-3-7358-**7022**-3
144 S., HC, € (D) 22,00

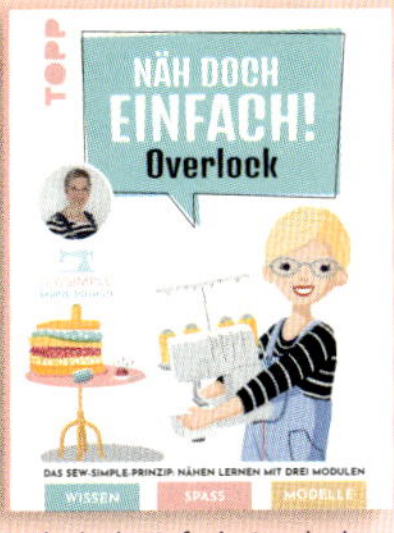

Näh doch einfach Overlock
ISBN 978-3-7358-**7010**-0
192 S., HC, € (D) 24,00

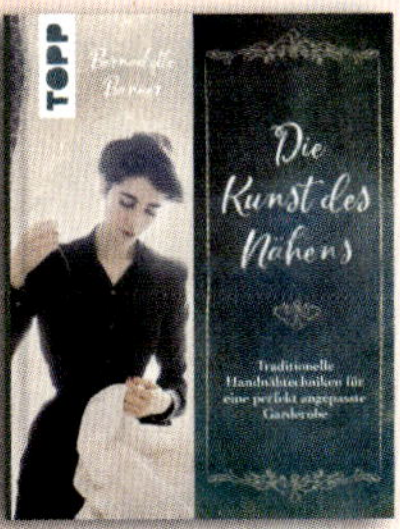

Die Kunst des Nähens – Traditionelle Handnähtechniken
ISBN 978-3-7358-**7005**-6
208 S., HC, € (D) 26,00

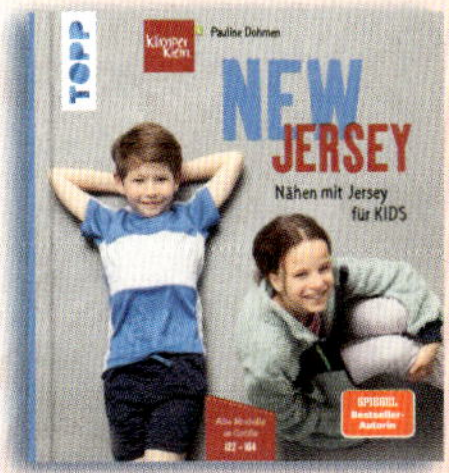

NEW JERSEY - Nähen mit Jersey für KIDS in Größe 122-164
ISBN 978-3-7358-**7007**-0
128 S., HC, € (D) 22,00

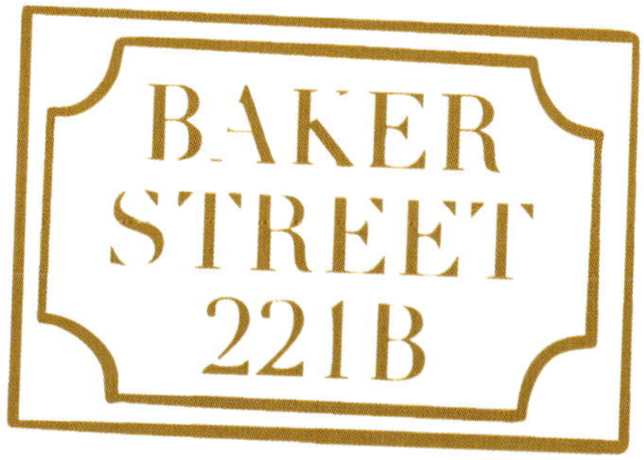

- Immer wieder betont Sherlock Holmes, dass er weder bestechlich ist noch Geschenke annimmt und von allen Klienten dasselbe Honorar erwartet. Dennoch bewundert Dr. Watson in »A Case of Identity« in Holmes Wohnung Geschenke, unter anderem eine Schnupftabaksdose aus Gold mit einem Amethysten in der Mitte, die Holmes als Dank für seine Ermittlungen vom König von Böhmen erhielt, sowie einen wertvollen Ring vom holländischen Königshaus.

- In »The Man with the Twisted Lip« erwacht Watson um 4:25 Uhr morgens – und doch scheint die Sommersonne schon hell.

- In »The Last Problem« erklärt Watson, dass er – wie der Leser – noch nie von Holmes' Gegenspieler Professor Moriarty gehört hat. Das stimmt auch, wenn man die Geschichten in ihrer Entstehungsreihenfolge liest. In der Geschichte »The Valley of Fear«, die später erschien, aber früher angesiedelt ist, treffen Watson und Moriarty bereits einmal aufeinander.

- Die Erzählung in »The Hound of Baskervilles« datiert in das Jahr 1889 (Holmes sieht die Jahreszahl 1884 als Gravur und merkt an, das liege nun fünf Jahre zurück). Allerdings kann Dr. Watson einfach mit nach Dartmoor kommen, ohne seine Ehefrau zu verständigen, was zeigt, dass die Geschichte vor seiner Heirat liegen muss – also im Jahr 1887 oder noch früher.

Der englische Romancier Graham Greene (1904–1991) gilt als der vielleicht bedeutendste britische Autor des 20. Jahrhunderts, er ist definitiv derjenige, dessen Werke am häufigsten verfilmt wurden – man denke nur an den Klassiker »Der dritte Mann« mit Orson Welles oder an »Unser Mann in Havanna« mit Alec Guinness. Greenes Werk zeichnet sich vor allem dadurch aus, dass er schwere und schicksalhafte Stoffe und Themen wie Sünde, Vergebung, Loyalität und die allgemeine *Conditio humana* oft ganz leichtfüßig in Form von Thrillern oder Kriminalgeschichten behandelt und durchleuchtet. Wie viele Briten liebte Greene seinen Sherlock Holmes. Er hinterließ ein Manuskript, in dem er die von ihm aufgedeckten Widersprüche in der ersten Anthologie, »The Adventures of Sherlock Holmes«, behandelte. Greene stellte beispielsweise fest, dass sich Holmes in der Geschichte »The Red-Headed League«, die im August 1891 erschien, auf den Fall der Miss Mary Sutherland bezieht, der sich aber erst in der chronologisch darauf folgenden Story »A Case of Identity« ereignet. Auch fiel Greene auf, dass Holmes' und Watsons Haushälterin immer Mrs. Hudson heißt, aber in »A Scandal in Bohemia« Mrs. Turner.

- Gleich zu Beginn aller Abenteuer von Sherlock Holmes, nämlich im Roman »A Study in Scarlet«, listet Dr. Watson auf, welche Kenntnisse sein Freund Holmes hat – und wo es ihm an Wissen mangelt. Wir erfahren, dass Holmes nichts von Literatur versteht. Dennoch liest er in »The Adventure of the Cardboard Box« den amerikanischen Klassiker Edgar Allan Poe, wenn auch nur dessen Detektivgeschichten. Während einer Bahnfahrt in »The Boscombe Valley Mystery« liest er Lyrik des italienischen Renaissancedichters Francesco Petrarca (1304–1374), keineswegs Trivialliteratur also, und am Ende von »The Red-Headed League« zitiert er den französischen Romancier Gustave Flaubert (1821–1880; Madame Bovary). In »The Sign of the Four« empfiehlt Holmes außerdem Watson die Lektüre von Winwood Reades »Martyrdom of Man«, zitiert zwei Mal Goethe im deutschen Original und namedropped den deutschen Dichter Jean Paul (Johann Paul Friedrich Richter). In »A Case of Identity« kennt er den römischen Dichter Horaz und den muslimischen Lyriker Hafiz.

- Dr. Watson wurde im Afghanistan-Krieg (1878–1880) verwundet, doch wo? In »A Study in Scarlet« war es die Schulter, in dem später erschienenen »The Sign of the Four« das Bein.

Viele Leser der Sherlock-Holmes-Erzählungen irritierten diese Widersprüche sehr stark, und einer, Ronald Knox, schrieb 1911 einen Brief an Doyle, dem er einen Aufsatz beilegte, in dem er die vielen sachlichen Widersprüche zwischen den Geschichten aufzählte und analysierte.

Doyles Antwort sagt alles: »Ich kann Ihnen nur von meiner Erheiterung erzählen – und von meiner Verblüffung –, als ich Ihren Artikel über Sherlock Holmes las. [...] Dass jemand für diese Art Zeug solch eine große Mühe aufwendet, das hat mich doch überrascht. Mit Sicherheit wissen Sie sehr viel mehr darüber als ich, denn ich habe die Geschichten in einer unzusammenhängenden (und nachlässigen) Art und Weise geschrieben, ohne mir genau zu betrachten, was ich bereits gesagt hatte.«

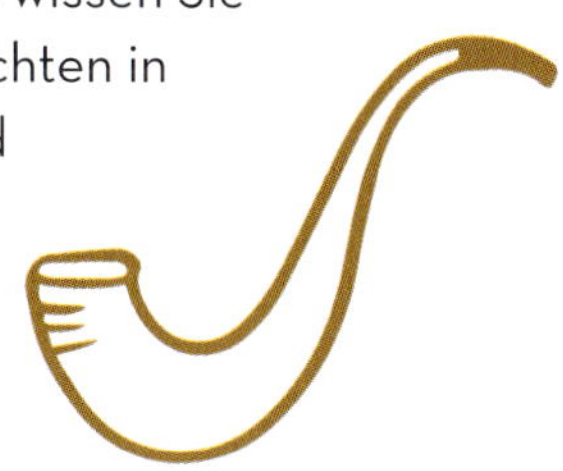

Sherlock Holmes als Autor

Die Geschichten um Sherlock Holmes stammen natürlich von Arthur Conan Doyle und Dr. Watson gibt sich als ihr Autor aus. Erwähnt werden aber in den Erzählungen auch immer wieder Bücher und wissenschaftliche Beiträge, die Sherlock Holmes verfasst haben soll – mehrheitlich kriminalistische Abhandlungen zur Forensik.

Am bekanntesten ist Holmes' kleine Monografie über Asche, »Upon the Distinction between the Ashes of the Various Tobaccos«. Sie wird in mehreren Erzählungen erwähnt, um sie zusammenzustellen, hat der Detektiv über 140 Zigarrensorten und ihre Rückstände untersucht. Wir erfahren von diesem Zeugnis überragender Geduld zum Beispiel in »A Study in Scarlet«, in »The Sign of the Four« und in »The Boscombe Valley Mystery«.

Holmes muss einen Seemann nur ansehen, schon weiß er alles über ihn. Schließlich ist er der Verfasser eines Buchs über Tattoos – siehe »The Red-Headed League«.

Er schrieb zudem gleich zwei Abhandlungen über Ohren und ihre Formen, die im »Anthropological Journal« veröffentlicht wurden – siehe »The Adventure of the Cardboard Box«.

Er veröffentlichte eine Schrift über Fußabdrücke und wie man sie mit Gips ausgießt, die Watson in »The Sign of the Four« erwähnt, wo ebenfalls auf seine Monografie über die Auswirkung des Berufs auf die Form der Hand angespielt wird.

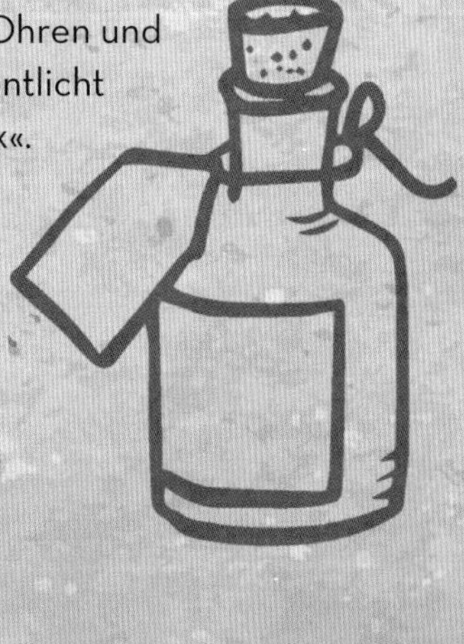

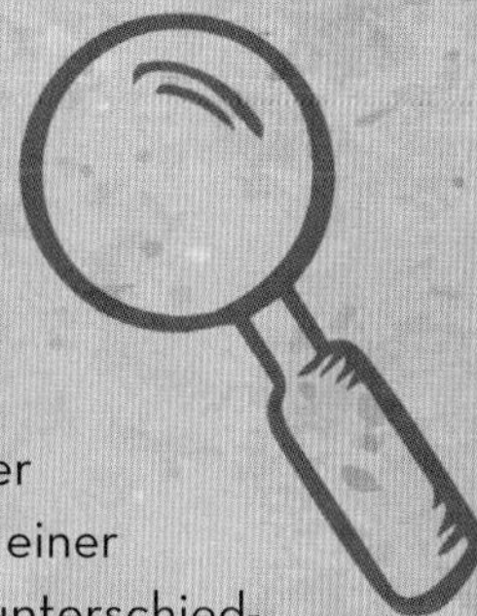

Für seine Arbeit unerlässlich waren auch seine Forschungen zur Datierung von Dokumenten, eine Publikation, die in »The Hound of the Baskervilles« auftaucht.

Wenn es um Geheimschriften und Codierungen geht, bedient sich Doyle, der Autor, bei seinem Vorläufer Poe, aber Holmes hätte das nicht gemusst – er ist selbst der Verfasser einer Monografie über »alle Formen der Geheimschrift«, die 160 unterschiedliche Codierungsformen auflistet (The Adventure of the Dancing Men).

Holmes betreibt nicht nur die Kriminalistik als intellektuelles Spiel, er ist auch ein begeisterter Musiker. Von ihm stammt die Monografie »The Polyphonic Motets of Lassus« über die Motetten des Komponisten Orlando di Lasso (1532–1594), wie Watson in »The Adventure of the Bruce-Partington Plans« anmerkt.

DER ERSTE ROMAN: »A Study in Scarlet«

In »A Study in Scarlet« spielen die Mormonen eine große Rolle – unter diesem Namen kennt die Welt die Religion, die sich selbst »Die Kirche Jesu Christi der Heiligen der Letzten Tage« nennt, die aber nicht Teil der christlichen Ökumene ist.

Dem Propheten Joseph Smith erschien mehrfach der Engel Moroni. Er informierte ihn über vergrabene Goldplatten, in denen Berichte über die jüdischen Vorfahren der Indianer verzeichnet seien, und gab ihm genaue Angaben über den Lageort dieses auf Goldplatten gravierten »Buches Mormon«. Smith fand die Goldplatten, übersetzte sie mit göttlicher Hilfe und diktierte den Inhalt mehreren Schreibern. 1830 wurde der Band, der sich stark an englischsprachige Bibelausgaben der Zeit anlehnt, als »Buch Mormon« veröffentlicht. Er enthält die Geschichte jüdischer Auswanderer in Amerika ab der Zeit um 800 v. Chr. und ihres festen Glaubens an Jesus Christus (von dem sie durch ihre Propheten erfuhren).

Die Mormonen waren schnell eine verfolgte Gemeinschaft, stellten sich selbst allerdings auch außerhalb des weltlichen Gesetzes. Als er, zum Bürgermeister der Stadt Nauvoo gewählt, die Druckstöcke der Ortszeitung zerstören ließ, die ihm wegen seiner Polygamie kritisch gesinnt war, wurde Joseph Smith verhaftet und ins Gefängnis gesteckt. Dort lynchte ihn ein aufgebrachter Mob am 21. Juni 1844.

Zum Selbstschutz gründeten die Mormonen eine Geheimpolizei, genannt Daniten, Söhne Dans oder die Zerstörenden Engel. Ihnen werden mehrere Bluttaten und Massaker zugeschrieben, auf die sich Doyle im Buch bezieht.

DER ZWEITE ROMAN: »The Sign of the Four«

In dieser Erzählung spielt der Indische Aufstand von 1857 (die Indian Mutiny) eine wichtige Rolle. Damals kam es zu Massenaufständen gegen die britischen Besatzer, die sich in zahlreichen wilden Massakern an Europäern und Christen entluden und die bis Juli 1859 dauerten. Die Inder sprechen heute vom »Ersten Indischen Unabhängigkeitskrieg«.

Den Imperialisten schien es merkwürdig, dass sich die Inder einfach nicht den überlegenen Europäern und ihrer Herrschaft unterordnen wollten. Bald schon kursierten Gerüchte, wie etwa durch Sir H. Edwards, der 1861 im englischen Parlament erklärte, es sei zum Aufstand alleine durch den Aberglauben der Eingeborenen gekommen. Man habe ihnen erzählt, die von ihnen im Dienste der Engländer verwendeten Spitzkugelpatronen enthielten Ochsen- und Schweinefett – was Muslime und Hindus erbost habe.

Die kolonialistische Geringschätzung der Inder teilt Doyle, der den bösartigen Eingeborenen der Andamanen-Inseln gegen den Willen seines englischen Herrn zum Mörder macht.

Sherlock Holmes spricht in diesem Roman nicht nur sein berühmtes Diktum »How often have I said to you that when you have eliminated the impossible, whatever remains, however improbable, must be the truth?« (s. S. 78) aus, sondern gleich im ersten Kapitel auch eine verschlankte Abwandlung davon: »Eliminate all other factors, and the one which remains must be the truth.«

»The Sign of the Four« erschien auch in Deutschland bald als Zeitungsroman, etwa in der »Badischen Presse« im März und April 1894. Am 11. März kündigte die Zeitung an: »In dieser Hinsicht beginnen wir heute bereits mit dem Abdruck des im höchsten Grade fesselnden Romans aus dem Londoner Detektiv-Leben: ›Das Zeichen der Vier‹ von Conan Doyle, einem der spannendsten Romane, der jemals geschrieben wurde.«

Wenn Sherlock Holmes und Dr. Watson in London unterwegs sind und sie es eilig haben, nehmen sie sich ein Hansom, etwa in »A Study in Scarlet« oder in »The Sign of the Four«. Ein Hansom, benannt nach seinem Erfinder, dem Architekten Joseph A. Hansom (1803–1882) aus dem englischen York, war eine von zwei Pferden gezogene Kutsche (einachsig, mit zwei Rädern), bei der der Kutscher erhöht hinter der verglasten Fahrgastkabine saß. In der Kabine fanden zwei Passagiere Platz, die Ausblick nach vorn hatten.

Vom ersten Roman an tauchen in den Erzählungen immer wieder Inspektoren von Scotland Yard auf. Scotland Yard ist der Kurzname der Londoner Polizeibehörde Metropolitan Police Service (MPS), weil sich deren Sitz früher zwischen Whitehall Place und Great Scotland Yard befand. Heute ist die Behörde umgezogen und residiert seit 2016 als New Scotland Yard am Victoria Embankment mit Blick auf die Themse.

Sherlock Holmes trinkt – zumindest in »The Sign of the Four« – neben Tee auch reichlich Kaffee.

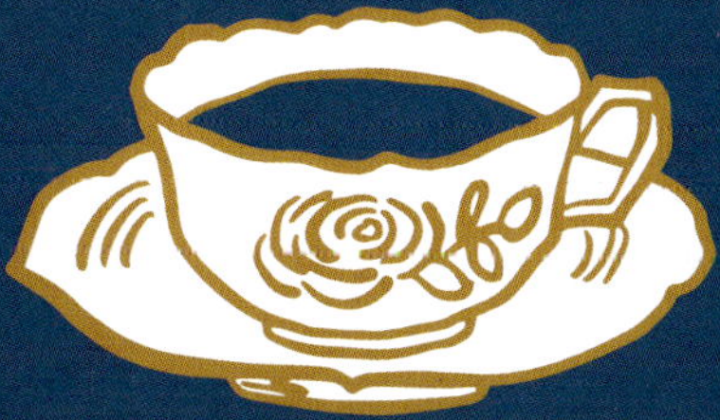

Doyles erste Anthologie »The Adventures of Sherlock Holmes« von 1892, die den beiden Romanen folgte, erschien drei Jahre später bereits als Abdruck in Zeitungen, beispielsweise als »Die Erlebnisse eines Privatdetektivs« im »Düsseldorfer Volksblatt«, wo ab dem 11. November 1895 »The Man with the Twisted Lip« zu lesen war.

Die »Badische Landes-Zeitung« druckte im Mai 1898 den zweiten Holmes-Sammelband »The Memoirs of Sherlock Holmes« unter dem Titel »Sherlock Holmes' Abenteuer« als »Kriminal-Roman von Conan Doyle« ab.

REZEPT:
Auerhuhn à la Holmes

In »The Sign of the Four« speisen Dr. Watson und Sherlock Holmes zu Abend. Holmes lässt sich Austern und zwei Auerhühner auftragen, dazu Weißwein. In der Zeitschrift »Haus und Welt – Mittheilungen über Haus- und Landwirthschaft, Literatur, Kunst, Theater, Musik« findet sich am 8. April 1877 folgendes zeitgenössische Rezept für Auerhuhnbraten.

»Es sind Nichtswisser, die uns vor sagen, ein Auerhahn wäre ein Gericht von höchst zweifelhaftem Werthe. … Es herrschen bei dem Auerhahn die gleichen Unterschiede wie zwischen jungem und altem Geflügel. … Alles Wildgeflügel ist gedämpft schmackhafter als gebraten. …

Ist der Auerhahn gerupft, nochmals rein nachgezupft und über dem Feuer, damit die feinen Haare absengen, flammirt worden, so wird derselbe fein ausgenommen, mit einem feinen Tuche aufgetrocknet …

Ferner werden fingerdicke und eben so lange Streifen von weißem Speck geschnitten, diese mit Salz, gestoßenem Pfeffer, gestoßenen Lorbeerblättern, Thymian und fein geschnittener Petersilie bestreut, von allen Seiten darin umgekehrt und sodann Brust und Schlegel des Auerhahn reichlich damit durchspült, welches dem etwas trockenen Wildpret mehr Nahrung gibt.

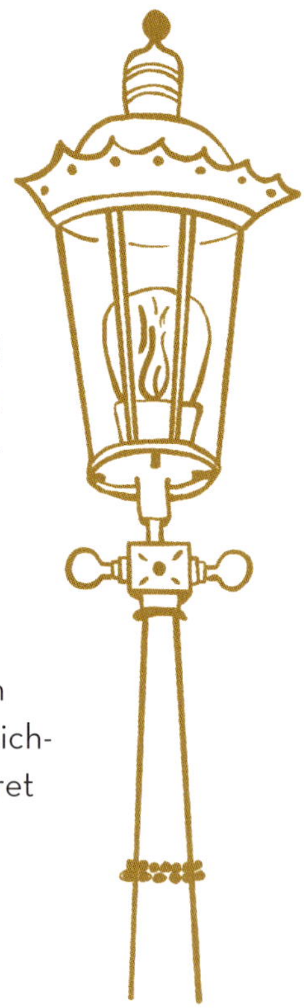

Nachdem wird der Auerhahn in eine irdenen Schale gethan, gehörig gesalzen, mit dem Saft von einigen Citronen und einer Flasche Wein genäßt, mit Zwiebeln, gelben Rüben, Petersilie, Thymian, Chalotten, Lorberblättern, etwas Coriander und einigen Gewürznelken gewürzt und so einige Tage an einem kalten Orte, bei öfterem Umkehren, aufbewahrt.

Beim Dämpfen wird der Auerhahn sammt seiner Marinade in ein gut schließendes passendes Geschirr mit Speck eingerichtet, mit Schöpflöffel von Braisen-Fett begossen und so drei Stunden in einer Bratröhre unter öfterm Begießen mit etwas Fleischbrühe in seinem Safte weich gedünstet.«

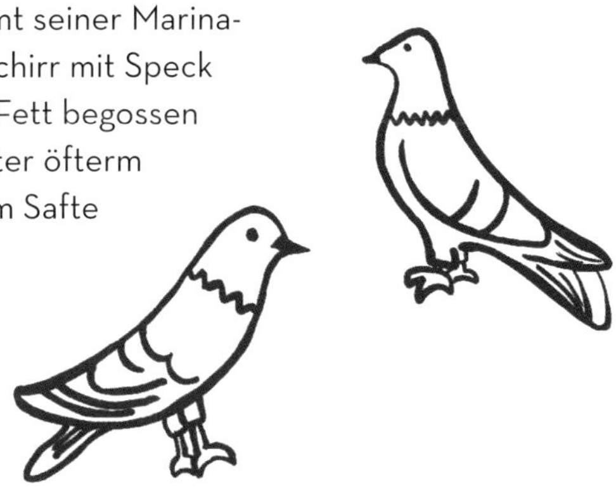

Der Detektiv und die Drogen

Wer heute Fernsehkrimis aus dem letzten Jahrhundert schaut, ist verblüfft über den Zigarettennebel, der in jedem Raum steht – und dass übermäßiges alkoholisches Trinken die Detektive zu harten Burschen macht. Das war Ende des 19. Jahrhunderts wenig anders: Der Mann von Welt rauchte (wenn auch keine Zigaretten) und trank genussvoll harte Spirituosen.

Kokain und Morphium

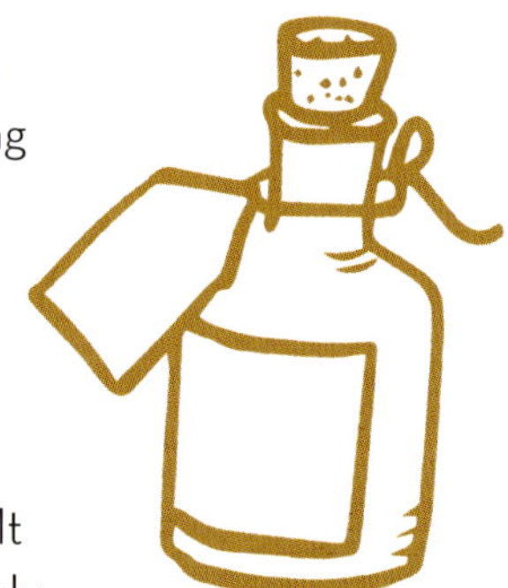

Legendär ist Holmes' Kokain-Konsum. Fast eine ganze Druckseite lang beschäftigt sich Dr. Watson am Anfang von »The Sign of the Four« damit, dass und wie sich der Meisterdetektiv eine Dosis Kokain spritzt.

Das ist weniger absonderlich (auch wenn Dr. Watson sich weigert, beim Drogenkonsum mitzumachen), als es heute klingt. Kokain war damals die Modedroge der Reichen und Gebildeten. So empfiehlt beispielsweise der Arzt und Begründer der Psychoanalyse Sigmund Freud in seiner Schrift »Über Coca« von 1884 Kokain als Stimulanz, bei Störungen der Magenverdauung, bei der Morphin- und Alkoholentwöhnung, gegen Asthma und als Aphrodisiakum. Kokain galt also, anders als heute, als Heilmittel und nicht vorrangig als Konsumdroge.

Morphium, so erfahren wir in »The Sign of the Four«, nimmt Holmes ebenso gern wie Kokain zu sich – oft abwechselnd. Im Gegensatz zu Kokain betrachtet Holmes den Genuss von Opium als schädlich, da er den Verstand betäubt. Opium-Konsumenten werden in »The Man with the Twisted Lip« als fahle, willenlose Schatten gezeichnet.

Alkohol

Holmes trinkt gern und oft, unter anderem Whisky (The Adventure of the Noble Bachelor) und Portwein (The Sign of the Four, The Adventure of the »Gloria Scott«).

Tabak

Heute raucht kaum noch jemand Pfeife, vor der Erfindung der Zigarette (um 1850) aber rauchte man Tabak nur per Pfeife oder als Zigarre. Noch bis Anfang des 20. Jahrhunderts galt die Zigarette als proletarisch. Wir sehen Holmes immer mit der gebogenen Meerschaumpfeife vor uns, die allerdings in den Geschichten nicht vorkommt. Dort hören wir lediglich einmal (The Adventure of the Copper Beeches), dass er zwei Pfeifen besitzt, eine langstielige Kirschholzpfeife und eine Tonpfeife.

In den kanonischen Texten raucht Holmes eigentlich immer, oft auch Zigarren (The Adventure of the Noble Bachelor, The Adventure of the »Gloria Scott«) und sogar die in der feinen Gesellschaft verpönten Zigaretten (A Case of Identity).

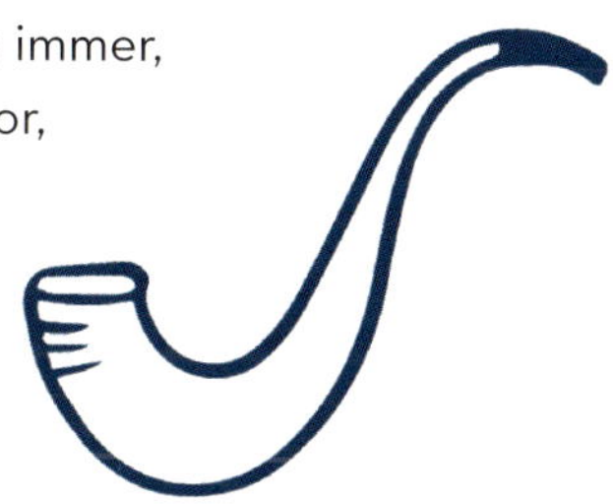

Holmes' Drogengenuss war häufig Thema in der wissenschaftlichen Literatur. Wer weiterlesen will:

David F. Musto: A Study in Cocaine: Sherlock Holmes and Sigmund Freud. *Journal of the American Medical Association* 204(1), April 1968

William H. Miller: Some Observations on the Alleged Use of Cocaine by Mr. Sherlock Holmes. *Baker Street Journal* 19(3), September 1969

Keith D. Jameson: Sherlock Holmes and Cocaine: An Analysis. *Sherlock Holmes Journal* 11, Herbst 1974

Jack Tracy, Jim Berkey: Subcutaneously, My Dear Watson: Sherlock Holmes and the Cocaine Habit. *James A. Rock* 1978

Berühmte Zitate

Die Geschichten wurden zu einer Zeit geschrieben, als noch Zitate aus Literaturwerken (und nicht aus Filmen) in den allgemeinen Sprachschatz übergingen. Holmes' berühmtestes Zitat stammt aus dem sechsten Kapitel von »The Sign of the Four« (1890). Dort erklärt Holmes Dr. Watson: »Wie oft schon haben ich Ihnen gesagt, dass, wenn man das Unmögliche ausgeschlossen hat, das, was übrig bleibt, die Wahrheit sein muss, so unwahrscheinlich sie auch klingt.« Es gibt aber noch viele weitere schöne Aussprüche des Meisterdetektivs.

»Nirgendwo wird die Kunst der logischen Schlussfolgerung mehr benötigt als in der Religion, von einem logisch denkenden Menschen kann sie wie eine exakte Wissenschaft aufgebaut werden. Unsere höchste Versicherung, dass die Vorsehung es gut mit uns meint, scheint mir in den Blumen zu liegen. Alles andere, unsere Kraft, unsere Wünsche, unsere Nahrung gehören notwendigerweise zum Leben dazu. Die Rose jedoch ist nicht nötig. Ihr Duft und ihre Farben sind eine Bereicherung des Lebens und keine Lebensnotwendigkeit. Nur Güte kann ganz ohne Grund soviel schenken. Darum sage ich noch einmal, dass meine Hoffnung in dieser Blume begründet ist.«

The Adventure of the Naval Treaty

»Er hat selbst großes Talent. Er besitzt drei der vier Eigenschaften, die der ideale Detektiv benötigt. Er verfügt über die Kraft der Beobachtung und jene der Deduktion. Es ermangelt ihn nur an Wissen, und das wird mit der Zeit kommen.«

The Sign of the Four

»Das ist die einfachste Sache der Welt.«

The Sign of the Four

»Ich habe einen Fehler gemacht, mein lieber Watson – und das geschieht, so fürchte ich, weitaus häufiger, als die Leute glauben werden, die mich nur aufgrund Ihrer Memoiren kennen.«

The Adventure of Silver Blaze

»Nein, nein, ich vermute niemals bloß etwas. Das ist eine entsetzliche Gewohnheit – und zerstört das logische Denken.«

The Sign of the Four

»Als Mann von Welt, Colonel, wissen Sie, dass Männer die Rechnungen anderer Leute nicht in der Tasche bei sich tragen. Die meisten von uns haben genug damit zu tun, unsere eigenen zu begleichen.«

The Adventure of Silver Blaze

»Aufgrund meiner Erfahrung, Watson, glaube ich, dass die niedrigsten und übelsten Gassen Londons der Sünde kein schrecklicheres Zeugnis ausstellen als das sonnige und schöne Land.«

The Adventure of the Copper Beeches

»Ausnahmen widerlegen die Regel.«
The Sign of the Four

Detective Gregory von Scotland Yard fragt Sherlock Holmes: »Gibt es noch eine weitere Sache, auf die Sie meine Aufmerksamkeit lenken wollen?«
»Der eigentümliche Zwischenfall mit dem Hund in der Nacht.«
»Der Hund hat doch in der Nacht gar nichts getan.«
»Eben, das ist ja der eigentümliche Zwischenfall.«
The Adventure of Silver Blaze

»In der Regel stellt sich etwas als umso weniger geheimnisvoll heraus, je bizarrer es wirkt. Es sind die durchschnittlichen, eigenschaftslosen Verbrechen, die uns wirklich verblüffen, so wie das durchschnittliche Gesicht am wenigsten wiederzuerkennen ist.«
The Red-Headed League

»›Im Gegenteil‹, sagte Holmes. ›Seine offene Akzeptanz der Lage kennzeichnet ihn entweder als einen unschuldigen Mann oder aber als einen Mann von beträchtlicher Selbstbeherrschung und Festigkeit. ... Selbstvorwurf und Reue, die in seinen Bemerkungen zum Ausdruck kommen, erscheinen mir eher als Zeichen eines gesunden Geistes als eines der Schuld.‹
Ich schüttelte den Kopf. ›Viele Männer wurden aufgrund weit geringerer Beweise gehängt‹, bemerkte ich.
›So war es. Und viele Männer wurden zu Unrecht gehängt.‹«
The Boscombe Valley Mystery

»Persönliche Eigenschaften [von Klienten] dürfen ein Urteil niemals beeinflussen.«
The Sign of the Four

»Man kann Frauen nicht trauen – nicht einmal den Besten.«
The Sign of the Four

»Es gibt nichts Trügerischers als offenkundige Tatsachen.«
The Boscombe Valley Mystery

»Elementary, my dear Watson!«, sagt Sherlock Holmes in vielen Filmen und Comics – und doch stammt das Zitat nicht aus den kanonischen Schriften. *Elementary*, also elementar, grundlegend, selbstverständlich sind dabei die einfachen Tatsachen, die Holmes zu seiner Lösung des Verbrechens gebracht haben. Tatsächlich stammt dieser Spruch aus einer der komischen Erzählungen des populären englischen Schriftstellers P. G. Wodehouse. Die Ansicht, Holmes habe das in einer der Erzählungen gesagt, ist aber weit verbreitet, bis in akademische Zitatesammlungen hinein. »Elementar, mein lieber Watson«, sagt Holmes allerdings fast, und zwar in der Geschichte »The Adventure of the Crooked Man« (Der Verwachsene) vom Juli 1893, einer der Erzählungen des Sammelbandes »Die Memoiren des Sherlock Holmes«. Der Spruch ist eine Zusammenballung eines längeren Dialogs zwischen ihm und Dr. Watson. Mit einem Blick auf die Schuhe des Erzählers Watson erklärt Holmes, dieser sei in einer Kutsche hergekommen, sonst wären die Schuhe schmutzig. »›Exzellent‹, rief ich aus. ›Elementar‹, sagte er.«

2021 zeigte Brian McCluskey in seinem Buch »How Sherlock Pulled the Trick«, dass die angeblich so logischen Maximen von Sherlock Holmes im Grunde völlig unsinnig waren.

»… wenn man das Unmögliche ausgeschlossen hat …« – Damit das zutrifft, müsste der logische Schlussfolgerer alle Faktoren kennen, die zu eliminieren wären; das kann nur einem Autor gelingen, der den Fall sozusagen von hinten her konstruiert hat, aber keinem normalen Menschen in einer realen Situation. Denn die zu eliminierenden Faktoren könnten unendlich viele sein, und nicht alle davon können erkannt werden.

Der Hund, der nicht bellte – auch hier gäbe es zahlreiche weitere Gründe für einen stillen Hund außer der Tatsache, dass der Täter dem Hund bekannt war. Der Hund könnte zum Beispiel geschlafen haben, betäubt worden sein usw. Holmes' Logik ist also keine echte Logik, sondern nur ein Zauberkunststück des Autors.

Der Detektiv und die Frauen

Sherlock Holmes ist misogyn, im Gegensatz zu seinem Schöpfer Arthur Conan Doyle: Als einer seiner Söhne einmal über eine Frau schimpfte, soll ihn der damals 69-jährige Schriftsteller zurechtgewiesen haben: »Keine Frau ist garstig.«

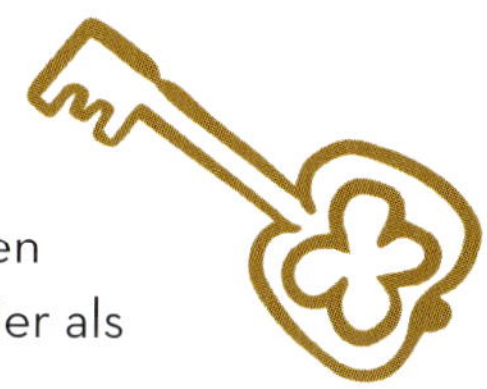

Den Konventionen des 19. Jahrhunderts folgend tauchen Frauen in den Erzählungen nur in zwei Formen auf – entweder als liebende und treusorgende Ehefrauen oder als Außenseiterinnen, also als Kriminelle.

Dabei zeigen sich der Frauenfeind Holmes und der konservative Dr. Watson durchaus nicht starr in ihren Meinungen zu Frauen. So geringschätzig Holmes über Frauen spricht (man denke an: »Man kann Frauen nicht trauen«), in »A Scandal in Bohemia« lehrt ihn Irene Adler eines Besseren: Frauen können so intelligent und clever sein wie Männer. Und sie werden im viktorianischen Zeitalter selten so fair behandelt wie Männer.

Auch in »The Adventure of the Three Gables« von 1926 ist Sherlock Holmes voll der Bewunderung für die Kriminelle Isadora Klein.

Prostituierte tauchen bei Sherlock Holmes nicht auf, doch die ehemalige Tänzerin Flora Millar in »The Adventure of the Noble Bachelor« kommt dem Typ am nächsten – und wird von einem Herrn aus guter Gesellschaft verführt, der sie natürlich nicht zu heiraten gedenkt. Doyle schildert den Mann, Lord Robert St. Simon, durchaus negativ und dünkelhaft.

Selbst die konventionellen Frauenfiguren werden bei Holmes, wenn sie ihre Männer zu schützen haben, oft von sich aus aktiv. Häufig werden sie von Männern bedrängt, was ein Gentleman wie Holmes nicht dulden kann.

Frauen wurden aufgrund von Gesetzen, die ihr Eigentum bei der Heirat an den Ehemann übergehen ließen, leicht zum Opfer betrügerischer Männer. Erst drei »Gesetze über das Eigentum verheirateter Frauen«, die 1879, 1882 und 1893 im britischen Parlament verabschiedet wurden, erlaubten Ehefrauen, selbst über ihr Geld und ihr Eigentum (etwa über ihr Erbe) zu verfügen. Beispiele für Betrugsopfer sind Miss Sutherland in »A Case of Identity«

oder die namensgebende Dame in »The Disappearance of Lady Frances Carfax«.

In »The Adventure of the Solitary Cyclist« ist die Heldin eine für damalige Verhältnisse recht emanzipierte Frau. Und Mary Holder in »The Adventure of the Beryl Coronet« ist, dem Zeitgeist gehorchend, »so zart und ruhig und sanft, wie eine Frau es nur sein kann«, und doch weigert sie sich, eine arrangierte Ehe einzugehen.

In »The Adventure of the Copper Beeches« tritt mit Violet Hunter eine traditionelle viktorianische Frau auf. »Sie war einfach, aber sauber gekleidet, hatte ein frisches, aufgewecktes Gesicht, mit Sommersprossen übersät ..., und zeigte das entschiedene Auftreten einer Frau, die sich in der Welt ihren eigenen Weg hatte bahnen müssen.« Um sie ist Holmes, der sich dabei als konventionell ritterlich erweisen kann, besonders besorgt.

Holmes »pflegte sich über Frauen lustig zu machen«, notiert Watson am Ende der Geschichte »A Scandal in Bohemia«, in der Irene Adler ihren Auftritt hat, »aber nun tut er es nicht mehr. Und wenn er von Irene Adler spricht oder wenn er sich auf ihr Foto bezieht, dann immer unter dem Ehrentitel *diese Frau.*« Diesen beiden Sätzen verdankt Irene Adler ihren Ehrenplatz – sie kommt im Kanon nur in einer Geschichte vor, aber mehrfach in den Fernsehserien und Kinofilmen, von Guy Ritchies Adaptionen bis zur US-Produktion »Elementary«.

DIE ERSTE ANTHOLOGIE:
»The Adventures of Sherlock Holmes«

Jeder Detektiv löst Fälle, nur Sherlock Holmes erlebt Abenteuer. Und zwar seit »The Adventure of the Man with the Twisted Lip«, einer von zwölf Kurzgeschichten aus »The Strand«, die 1892 in der ersten Anthologie versammelt wurden: Ab jetzt heißen mit wenigen Ausnahmen alle Holmes-Erzählungen »The Adventure of ...«

»A Scandal in Bohemia« ist die erste Story in der Anthologie. Sie schließt unmittelbar an die Schilderungen in »The Sign of the Four« (1890) an: Holmes und Watson wohnen nicht mehr zusammen und der nun verheiratete Dr. Watson hat etwas zugenommen.

In »The Red-Headed League«, entstanden 1891, (und später in The Adventure of the Beryl Coronet) fahren Holmes und Watson mit der U-Bahn und steigen am Bahnhof Aldersgate nördlich von St. Paul's Cathedral aus (heute Barbican). Was wie ein Anachronismus klingt, stimmt tatsächlich: Die Londoner U-Bahn eröffnete am 10. Januar 1863 mit Teilen der heutigen Circle, District, Hammersmith & City und Metropolitan Line. Der Bahnhof Aldersgate lag u.a. an der Circle Line. In »The Red-Headed League« spielt außerdem der Saxe-Coburg Square in London eine wichtige Rolle. Diesen sucht man im Stadtplan aber vergeblich: Doyle hat ihn erfunden.

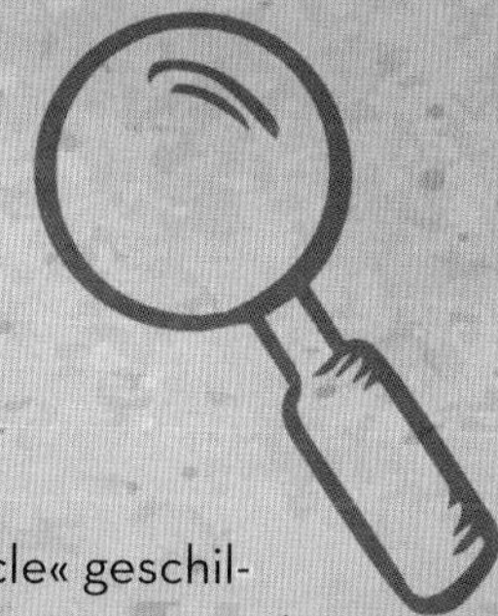

»The Boscombe Valley Mystery« von 1891 ist das erste Abenteuer von Sherlock Holmes und Dr. Watson, das außerhalb von London und auf dem Lande stattfindet. Holmes überführt darin den Täter, aber er verhindert dessen Bestrafung – wie auch in einigen späteren Geschichten, etwa in »The Adventure of the Naval Treaty«.

Das von Doyle in »The Adventure of the Blue Carbuncle« geschilderte Gewirr kleiner Straßen an der Kreuzung Tottenham Court Road und Goodge Street gibt es immer noch. Der Ausgangsplot von »The Adventure of the Blue Carbuncle«, die Verwechslung bei einer Lotterie, bei der ein Unbeteiligter in den Besitz brisanter Ware gelangt, eröffnet übrigens auch den Spionageroman »Ministerium der Angst« (Ministry of Fear) von Graham Greene (1943).

In »The Adventure of the Five Orange Pips« liest Dr. Watson »eine von Clark Russells herrlichen Seegeschichten«, während draußen ein wilder Sturm tobt. Zu den Bewunderern von William Clark Russell (1844–1911), der ausschließlich Seefahrtromane schrieb, zählte nicht nur Arthur Conan Doyle, sondern auch Herman Melville (der Verfasser von Moby Dick) und Algernon Swinburne. Und ebenfalls in »The Adventure of the Five Orange Pips« zeigt sich Sherlock Holmes wild entsetzt über den rassistischen Ku-Klux-Klan – und damit wohl auch sein Autor Arthur Conan Doyle. Doyle war sicherlich, wie die meisten seiner Zeitgenossen, von kolonialistischen und rassistischen Vorstellungen geprägt. Das zeigen seine Auslassungen über den »wilden Bewohner« der Andamanen-Inseln in »The Sign of the Four«, den er praktisch als Affenmenschen zeichnet. Allerdings tauchen in den Kurzgeschichten »Zigeuner«, Chinesen und andere Menschen fremder Rasse auf, die Doyle selten stereotyp darstellt. Vorurteile scheint er vor allem gegen Feinde Englands gehabt zu haben, unter anderem gegen Deutsche.

In »The Adventure of the Speckled Band« gehen Doyle und Holmes davon aus, dass man Verbrecher am Aussehen erkennen kann, da der Hang zu Verbrechen angeboren sei. Das ist ein Postulat der Phrenologie, einer Pseudowissenschaft des 19. Jahrhunderts.

In »The Adventure of the Engineer's Thumb« nutzen die Verbrecher einen genialen Trick – sie fahren den Ingenieur Victor Hatherley mit verbundenen Augen stundenlang im Kreis, damit dieser nicht begreift, dass er sich noch in der Nähe des Bahnhofs aufhält. Und dass Hatherley scheinbar rettungslos in der Presse festsitzt, erinnert an Han Solo, Luke Skywalker, Prinzessin Leia und Chewbacca, die in »Star Wars« von 1977 auf dem ersten Todesstern in der »Müllpresse 3263827« gefangen sind. Ist das nur ein Zufall?

Die Geschichte »The Adventure of the Beryl Coronet« von 1892 gehört zu den ersten, die verfilmt wurden. Sie wurde einer von 47 Stummfilmen, die zwischen 1921 und 1923 mit Eille Norwood als Sherlock Holmes entstanden.

Der Detektiv und der Dünkel

Mit beißender Ironie beschreibt Doyle (oder Watson) mehr als einmal die Doppelmoral der Zeit.

In »The Adventure of the Noble Bachelor« ist es für Lord St. Simon selbstverständlich, dass er sich eine Mätresse hält, die er ebenso selbstverständlich nicht heiraten wird, weil sie nicht seinem Stand entspricht: »Seit einigen Jahren stehen wir auf freundschaftlichem Fuße – ich darf sagen, auf *sehr* freundschaftlichem Fuß. Sie war früher im Allegro. Ich habe sie nie unhöflich behandelt, und sie hatte keinen Grund, sich zu beschweren. Aber Sie wissen ja, wie die Frauen sind, Mr. Holmes. Flora war ein liebes kleines Ding, doch so hitzköpfig und mir so hingebungsvoll verbunden. Sie schrieb mir schreckliche Briefe, als sie hörte, dass ich bald heiraten wollte, und, um der Wahrheit die Ehre zu geben, der Grund, warum ich die Hochzeit so bescheiden feiern ließ, war, dass ich fürchtete, es könne in der Kirche zu einem Skandal kommen. Sie kam kurz nach unserer Rückkehr an Mr. Dorans Tür, beleidigte meine Ehefrau und drohte ihr gar, ich aber hatte so etwas vorhergesehen und zwei Polizisten in Zivil geholt, die sie schnell wegdrängten.«

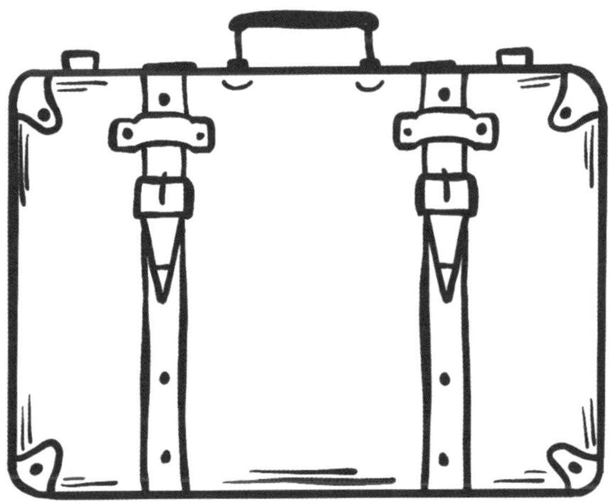

Ähnlich dünkelhaft verhält sich der Verbrecher von adeligem Stand, der am Ende von »The Red-Headed League« verhaftet wird. »›Ich muss doch sehr bitten, mich

nicht mit Ihren schmutzigen Händen anzufassen‹, meinte unser Gefangener, als die Handschellen an seinen Handgelenken einschnappten. ›Vielleicht wissen Sie nicht, dass königliches Blut in meinen Adern fließt. Haben Sie wohl die Güte, wenn Sie mit mir sprechen, immer ›Sir‹ und ›Bitte‹ zu sagen.‹
›In Ordnung‹, erwiderte Jones und starrte ihn mit einem Kichern an. ›Nun, würden Sie bitte, Sir, nach oben marschieren, wo wir eine Droschke nehmen können, um Ihre Hoheit zur Polizeistation zu bringen?‹»

Und ähnlich wie Lord St. Simon spricht der König von Böhmen in »A Scandal in Bohemia« über seine Geliebte, woraufhin Holmes ihn höflich zurechtstutzt: »›Was für eine Frau – oh, was für eine Frau!‹, rief der König von Böhmen, als wir alle drei den Brief gelesen hatten. ›Habe ich Ihnen nicht gesagt, wie rasch und entschlossen sie war? Wäre sie nicht eine bewundernswerte Königin geworden? Ist es denn nicht eine Schande, dass sie nicht auf meinem Stand steht?‹
›Nach allem, was ich von der Dame weiß, scheint sie tatsächlich von einer ganz anderen Statur zu sein als Eure Majestät‹, antwortete Holmes kalt.«

Der Detektiv und die Literatur

Gleich zu Beginn, in »A Study in Scarlet«, schildert Dr. Watson seinen Freund als literarisch unbelesen. Allerdings wird in fast jeder Geschichte irgendwann einmal eine Zeitung gelesen: »The Times« (The Adventure of the Engineer's Thumb), »The Morning Post« (The Adventure of the Noble Bachelor), der »Standard« (The Sign of the Four) oder der »Chronicle« (The Adventure of Silver Blaze; The Adventure of the Cardboard Box).

Allerdings interessieren Holmes in den Zeitungen nur die Kriminalreportagen (The Adventure of the Noble Bachelor) und die Kleinanzeigen (The Adventure of the Engineer's Thumb). Er pflegt Ausschnitte herauszureißen und zu sammeln, die ihm später hilfreich sein könnten (The Adventure of the Engineer's Thumb).

In Kapitel VI von »A Study in Scarlet« nimmt Arthur Conan Doyle die politische Ausrichtung der einzelnen Blätter satirisch aufs Korn: Der konservative »Daily Telegraph« gibt den Sozialisten die Schuld, der elitäre »Standard« den Liberalen und die liberalen »Daily News« den Feinden der Liberalen.

Selten erfahren wir hingegen, dass Holmes ein Buch zur Hand nimmt, und wenn, dann handelt es sich um ein Fachbuch. In »The Sign of the Four« wird ein mehrbändiges Lexikon zur Geografie erwähnt, das Holmes konsultiert.

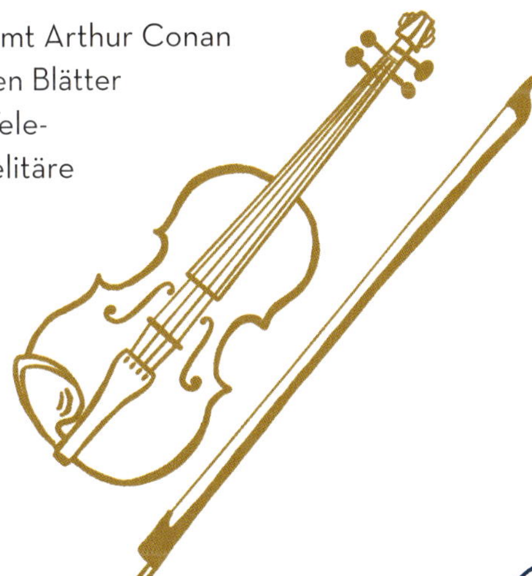

Doch obwohl er nur Kriminalgeschichten und Kleinanzeigen liest, ist der Detektiv ein verständiger Plauderer über so diverse Themen wie mittelalterliche Töpferkunst, Mysterienspiele, den Buddhismus in Ceylon und Geigen von Stradivari – ohne dass wir je erfahren, woher er sein umfangreiches Wissen nimmt.

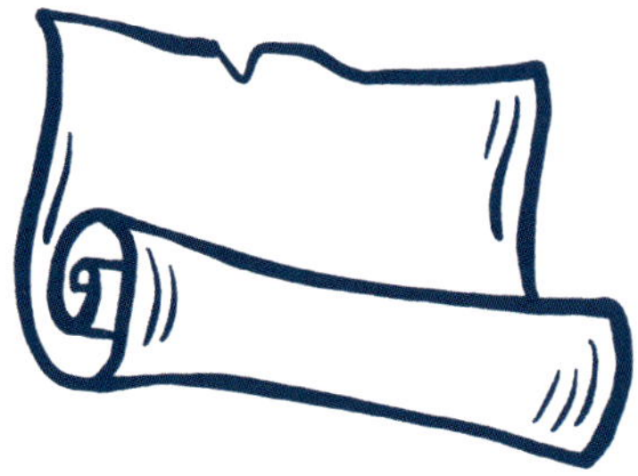

In »The Adventure of the Copper Beeches« betätigt sich Holmes als Literaturkritiker und bespricht Watsons Kurzgeschichten über ihrer beider Abenteuer: Die Geschichten nutzten das Prinzip, dass »aus den unbedeutendsten und niedersten Manifestationen der größte Genuss zu ziehen sei«. Er bezichtigt Watson, die Abenteuer gelegentlich auszuschmücken, dankt ihm aber dafür, dass er nicht die berühmtesten und sensationellsten Fälle darstelle, sondern jene, die die Kunst der Schlussfolgerung am besten illustrierten. »Sie haben sich vielleicht geirrt«, schließt Holmes, »als Sie versuchten, jeder Ihrer Aussagen Farbe und Leben einzuhauchen, anstatt sich auf die Aufgabe zu beschränken, die strenge Schlussfolgerung von Ursache auf Wirkung zu Protokoll zu geben, die nun wirklich das einzig bemerkenswerte an der Sache ist.« Und Watson wundert sich über Holmes' Ichbezogenheit, die ihn abstößt.

Falsche Fakten

Nicht nur wimmelt es in den Sherlock-Holmes-Geschichten von Widersprüchen, weil Doyle an dem, was moderne Serienmacher unter *Continuity* verstehen, kein Interesse hatte. Zusätzlich war Arthur Conan Doyle offenbar, wie sein Held Sherlock Holmes, auch noch auf viel mehr Fachgebieten Laie, als er sich selbst träumen ließ: An sehr vielen Stellen finden sich Fake News und bizarre Angaben, die einen Faktencheck nicht überstehen.

- In »A Scandal in Bohemia« spielt Wilhelm Gottsreich Sigismond von Ormstein, Großherzog von Kassel-Felstein und Erbkönig von Böhmen, eine Rolle. Er soll Clothilde Lothman von Sachsen-Meningen, die zweite Tochter des Königs von Skandinavien, heiraten. Damals gab es weder einen König von Böhmen (der Herrscher dort war der Kaiser von Österreich), noch ist Skandinavien jemals ein Land gewesen.

- In »A Study in Scarlet« spricht Holmes vom Engel Merona der Mormonen – von diesem wissen die Mormonen aber nichts. Der Engel, der dem Propheten Joseph Smith das »Buch Mormon« überreichte, hieß Moroni.

- Die in »The Adventure of the Speckled Band« erwähnte Giftschlange, die Sumpfotter, ist eine Erfindung von Conan Doyle. Eine solche Otterart existiert nicht.

- In »The Sign of the Four« wird Jonathan Small im Ganges von einem Krokodil gebissen. Zwar nennt man alle großen Schuppenechsen Krokodil, die des Ganges aber heißen Gavial, auch Gharial (*Gavialis gangeticus*).

- In vielen der Erzählungen charakterisiert Doyle (oder Dr. Watson) die handelnden Personen aufgrund ihrer Gesichtsphysiognomie; so hat mehrmals beispielsweise eine Person in »A Study in Scarlet« ein »energisches Kinn«. Dass die Gestalt des Gesichts etwas über den Charakter des Menschen verrät, glaubte die Pseudowissenschaft der Phrenologie, die im 19. Jahrhundert weit verbreitet war. »Entdeckt« wurde sie in Deutschland von einem Herrn Dr. Gall.
  »Eine wichtige Begebenheit auf ihrer Reise durch Deutschland war der Besuch der Gefängnisse zu Berlin und zu Spandau, … wo er über 200 Verbrecher untersuchte … Gall fand in einer der Gefängnissabtheilungen sogleich eine allgemein vorherrschende Gestalt, nehmlich eine Erhöhung in derjenigen Gegend des Kopfes, wo das jetzt Erwerbstrieb, damals Diebssinn genannte Organ gelegen ist, und wirklich waren alle diese Gefangene Diebe. … An einem Menschen, Namens Fritze, der wegen Ermordung seiner Frau festgesetzt, dessen Verbrechen jedoch noch nicht erwiesen war, zeigten sich die Organe des Verheimlichungstriebs und der Festigkeit ausserordentlich entwickelt, und gerade durch diese Eigenschaften hatte er bisher die Ueberführung vereitelt. … An einigen Gefangenen fand Gall das Organ der Sprache, an andern das der Farben, und an noch anderen den Zahlensinn besonders entwickelt, und in jedem dieser Fälle wurde sein Urtheil durch die bekannt gewordenen Talente und Neigungen der Individuen gerechtfertigt.«
  (Gustav Struve: *Die Geschichte der Phrenologie*. Heidelberg: Karl Groos 1843)

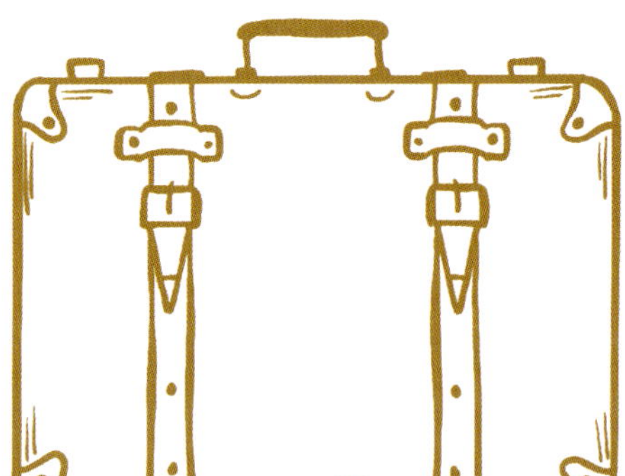

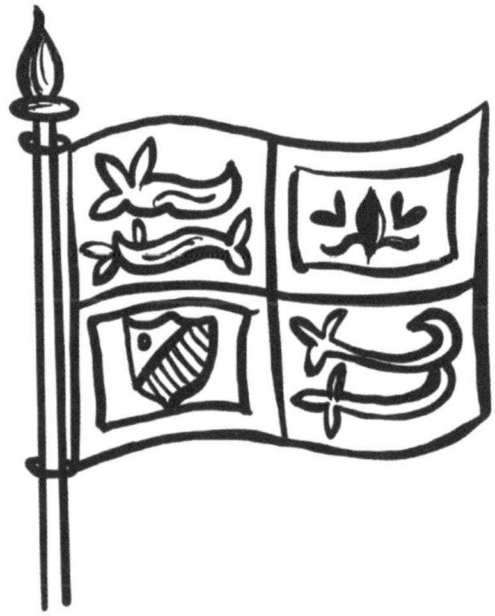

- In »The Adventure of the Cardboard Box« schlussfolgert Holmes aus einer Adressaufschrift auf einem Paket, dass ein Mann der Absender sein muss. Natürlich gibt es keine wissenschaftliche Grundlage für eine solche Deduktion – aus der Handschrift kann man weder auf Geschlecht noch Charakter des Verfassers schließen (auch wenn Graphologen und Populärpsychologen immer wieder das Gegenteil behaupten). Ähnlich handelt Holmes auch in »The Adventure of the Naval Treaty« und in »The Sign of the Four«.

- In »The Adventure of the Speckled Band« hält sich der aus Indien zurückgekehrte Dr. Roylott auf seinem Gelände »indische Wildtiere« wie Geparden und Paviane. Es gibt tatsächlich eine indische Unterart des ansonsten nur in Afrika vorkommenden Geparden (das letzte indische Exemplar wurde Ende der 1960er-Jahre gesichtet) – aber Paviane gab es dort nie. Man traf sie in der Antike zwar noch auf der Arabischen Halbinsel an, aber indische Paviane sind eindeutig ein Irrtum von Arthur Conan Doyle.

- Ebenfalls in »The Adventure of the Speckled Band« erfahren wir, dass man Schlangen mit Milch anlocken kann. Dass Schlangen tatsächlich Milch trinken oder als sogenannte Milchschlangen aus den Eutern von Kühen saugen, ist äußerst umstritten. Vermutlich handelt es sich dabei um reine Sagen. Ihnen fehlt das Enzym Laktase und somit die Fähigkeit, Milchzucker aufzuspalten: »Die Aufnahme von Milchprodukten führt also unweigerlich zu Durchfällen«, schreibt die Schlangenexpertin Petra Kölle.

DIE ZWEITE ANTHOLOGIE: »The Memoirs of Sherlock Holmes«

»The Adventure of the Cardboard Box« schaffte es zunächst nicht in den Sammelband, es wird angenommen, dass die abgeschnittenen Ohren als zu gruselig für die allgemeine Leserschaft galten. Später wurde sie aber doch noch aufgenommen (s. S. 13). Außerdem enthält diese Anthologie die bedeutende Geschichte »The Adventure of the Final Problem«.

Dennoch wurde gerade diese Episode aus »The Adventure of the Cardboard Box« oft verfilmt. Ein erster Kurzfilm, »The Cardboard Box«, mit Eille Norwood als Sherlock Holmes und Hubert Willis als Dr. Watson gedreht, kam 1923 in die Kinos. Der britische Sender Granada TV strahlte zudem am 11. April 1994 eine werkgetreue Verfilmung mit Jeremy Brett als Holmes aus. Und in der US-Serie »Elementary« verwendet die Folge »Ears to You« Elemente der Geschichte – vor allem die beiden in Salz eingelegten abgeschnittenen Ohren.

In einigen wenigen Fällen gelingt es Sherlock Holmes trotz aller Anstrengung nicht, einen Fall zu lösen. Dazu gehören aus dieser Anthologie »The Adventure of the Yellow Face« und »The Adventure of the Musgrave Ritual«.

»The Adventure of the Stockbroker's Clerk« spiegelt den Erfolg von Arthur Conan Doyle: Er hatte mit seinen Detektivgeschichten mittlerweile so viel Geld verdient, dass er damit an der Börse spekulieren konnte. Die Geschichte bestätigt sein Interesse an Aktien und Aktienkursen.

»The Adventure of the ›Gloria Scott‹« schildert derweil den ersten Fall, mit dem Sherlock Holmes je zu tun hatte. Er wird zum größten Teil nicht von

Watson erzählt, sondern von Holmes selbst, der den Fall nie löste, sondern nur eine ausführliche Darstellung der wahren Hintergründe fand.

Zu Doyles Lieblingsgeschichten gehörte »The Adventure of the Musgrave Ritual« von 1893. Es handelt sich eher um eine Schatzsuche als um einen Krimi.

Wie oft kann man in den Geschichten von Holmes' sagenhaftem Werk über 140 Arten von Zigarrenasche lesen! In »The Adventure of the Resident Patient« nutzt Holmes seine Expertise endlich einmal.

»The Adventure of the Naval Treaty« besteht aus zwei Folgen in »The Strand«. Darin lesen wir zum ersten Mal von Alphonse Bertillon, dem Entdecker der diagnostischen Charakteristika der Fingerabdrücke, wir erfahren, dass Holmes gedankenverloren Notizen auf seine Manschetten kritzelt, dass er beim Zuhören den Kopf nach hinten neigt und die Augen schließt – und Holmes lässt, einer höheren Gerechtigkeit folgend, den Täter wieder einmal ungeschoren davonkommen.

»The Adventure of Silver Blaze« spielt, wie der spätere Roman »The Hound of the Baskervilles«, im Dartmoor in Devon. Es ist die einzige Geschichte im Kanon, in der der Täter kein Mensch ist. In der Geschichte setzt Holmes Pferdewetten. Holmes-Exegeten vermuten, dass sonst Watson wettet – zumindest hält Holmes in »The Adventure of the Dancing Men« Watsons Scheckbuch unter Verschluss und in »The Adventure of Shoscombe Old Place« scherzt Watson, er habe seine halbe Pension durch Wetten verloren.

DER VORERST LETZTE STREICH: »The Adventure of the Final Problem«

»The Adventure of the Final Problem« schließt den zweiten Sammelband ab. Watson berichtet, dass Holmes zu diesem Zeitpunkt bereits 1000 gelöste Fälle für sich verbuchen kann. Und wie jeder weiß, stirbt Sherlock Holmes in der Erzählung an den Reichenbachfällen.

Doyle wollte seine Figur loswerden: »Es war kein Mord«, schrieb er, »sondern notwendiger Totschlag aus Notwehr. Denn hätte ich ihn nicht umgebracht, hätte er mich umgebracht.«

Es wird oft berichtet, dass er daraufhin zahllose erboste Briefe und sogar Drohungen erhielt. Die Menschen trugen schwarze Armbänder aus Trauer und Protest und die Auflage von »The Strand« knickte so stark ein, dass die Zeitschrift fast eingestellt werden musste.

Eine Nachforschung in Tageszeitungen der Epoche aus Australien, Neuseeland und Deutschland erbrachte allerdings keine Nachrichten über solche Reaktionen, wohl aber viele positive Kommentare zu dieser »letzten Geschichte«, etwa diese:

»In der Dezember-Ausgabe (Doppelnummer) des Strand Magazine rundet Conan Doyle die Memoiren des gefürchteten Sherlock Holmes mit der Geschichte seines Todes ab«, schrieb die »New Zealand Mail« am 16. Februar 1894. »Er erfolgt durch die Hand von Professor Moriarty, einem Schurken, dessen kolossale Betrügereien der Amateurdetektiv erfolgreich aufgedeckt hat. Die

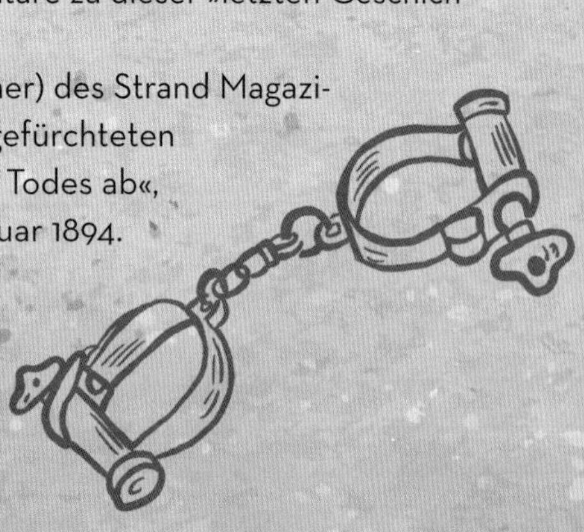

Illustration des letzten Kampfes zwischen Holmes und Moriarty am Rande des Abgrunds ist eine der besten Arbeiten, die Sidney Paget je geliefert hat. Tatsächlich waren ja die Illustrationen der Holmes-Memoiren generell bemerkenswert gut.«

In dieser Erzählung taucht auch wieder die königliche Familie von Skandinavien auf – ein Fehler oder eine bewusste Erfindung?

Über den Tod von Sherlock Holmes lesen wir in einem Zeitungsartikel im neuseeländischen »Auckland Star« sehr viel später, nämlich am 18. Juni 1927:

»Sir Arthur Conan Doyle, der in seinem letzten Buch über die Abenteuer seines berühmten Detektivs Sherlock Holmes seinen Helden tötete, hat ein neues Buch mit dem Titel ›The Case-Book of Sherlock Holmes‹ veröffentlicht.

Darin geht der Autor auf seine Gründe für das Ende von Sherlock Holmes ein und schreibt: ›Ich hasse den alten Mann, ich bin seiner überdrüssig. Von Anfang an vertrat er eine Art von Literatur, an der ich wenig Interesse hatte. Und doch war er eine ausgezeichnete Möglichkeit für einen sich abrackernden jungen Mann, Fuß zu fassen und etwas Geld zu verdienen. Die meisten Detektivgeschichten enden entweder mit einem Zufall oder mit außergewöhnlichen und unerklärlichen Vorgängen. Ich entschied mich dafür, alles auf die Wissenschaft zu beschränken. Außerdem hatten Detektive so dumme Namen wie Ferret oder Sharp. Die Methoden von Sherlock Holmes werden in Frankreich mit großem Respekt betrachtet, wo er ernst genommen wird. Ich bin stolz darauf, dass eine Abteilung der Lyoner Polizei ›Salle Conan Doyle‹ heißt!‹

Die Einstellung des Autors zu seiner Figur kann man als kalte, wissenschaftliche Distanziertheit beschreiben. Er benutzte ihn bloß, um eine interessante Geschichte zu erzählen.«

An den Reichenbachfällen erinnert heute eine Gedenktafel an den fiktiven Tod der fiktiven Persönlichkeit.

Die Reichenbachfälle waren schon zu Sherlock Holmes' Zeiten eine bekannte Touristenattraktion. Die »Alpenskizzen« der »Temesvarer Zeitung« vom 3. Oktober 1858 schildern, was man noch heute kennt – den Clash zwischen Naturerlebnis und touristischer Vermarktung:
»Der Reichenbach stürzt in sieben Abstufungen in die Tiefe und bietet in diesen Abstürzen eine Reihe der mannigfachst wechselnden, bezauberndsten Bilder. Bald stürzt er nämlich mit donnerndem Getöse in finstere Schlünde und dunkle Felskessel, bald wieder versteckt er sich schelmisch im Wald und Gestein. Der oberste und der unterste Fall sind die schönsten. Für den obersten ist besonders die Beleuchtung in den Vormittagsstunden sehr günstig, wo er durch den hochaufspritzenden Wasserstaub mit den auffallenden Sonnenstrahlen die herrlichsten Regenbogenfarben bildet. Einen unerquicklichen Eindruck auf den Reisenden macht auch hier der schweizerische Speculationsgeist, der hier unmittelbar vor dem prächtigen Naturschauspiele von dem Beschauer nicht bloß den Zoll der Bewunderung, sondern auch noch eine Gebühr von einem Frank erhebt. Es ist vor dem untersten und obersten Fall eine Hütte gebaut, aus deren Innern man nur den ganzen Fall bequem überblickt und hiefür ist jeder Besucher zu einer Abgabe von einem Frank verbunden.«

Doyle kannte die Schweiz aus eigener Anschauung. Er gilt als einer der Pioniere des Skifahrens. Am 23. März 1894 überquerte er die Maienfelder Furgga von Davos nach Arosa auf Skiern. Er war der erste Brite, der eine Tagestour im Skilanglauf absolvierte und den Sport so in aller Welt bekannt machte. Im Kurpark von Davos erinnert eine Gedenktafel an ihn.

Der Arzt in Arthur Conan Doyle …

… schwieg auch in seinen Geschichten nicht. Zwei für seine Zeit typische Krankheiten hat er in seinen Detektivgeschichten verewigt.

Katalepsie

Katalepsie war eines der großen medizinischen Themen des 19. Jahrhunderts. Man suchte und fand sie überall im Menschen- und Tierleben. 1845 wird die Krankheit wie folgt definiert: »Nach Boerhaave ist die Katalepsie eine Krankheit, in welcher der Kranke plötzlich unbeweglich und unempfindlich in der Lage des Körpers verharre, in welcher er beim Eintritt des Uebels sich gerade befand.« Über diesen Zustand forscht beispielsweise Dr. Percy Trevelyan in »The Adventure of the Resident Patient«.

Hirnfieber

Heute kennt man Gehirnfieber als Infektion des Gehirns, in der viktorianischen Literatur aber ist etwas ganz anderes gemeint, nämlich eine völlige körperliche Erschöpfung mit Müdigkeit und Fieber, die durch einen Schock, einen grauenhaften Anblick oder ein grässliches Erlebnis ausgelöst wurde – also das, was wir heute Posttraumatische Belastungsstörung (PTBS) nennen.

Mehrere Figuren in den Sherlock-Holmes-Geschichten leiden unter *brain fever* im damaligen Sinn, z. B. Percy Phelps in »The Adventure of the Naval Treaty«. In »The Adventure of the Crooked Man« erkrankt Mrs. Barclay »zeitweilig an Wahnsinn und akuten Anfällen von Hirnfieber«, und Sarah Cushing leidet daran in »The Adventure of the Cardboard Box«.

DER DRITTE ROMAN: »The Hound of the Baskervilles«

»The Hound of the Baskervilles« ist sicherlich die bekannteste Sherlock-Holmes-Geschichte und zählt zu den am häufigsten verfilmten Stoffen der Weltliteratur. Doch Erfolg erzeugt Neider – kein Nummer-1-Hit, der nicht schon als Plagiat beschimpft wurde. Manchmal kommen diese Vorwürfe aber erst einhundert Jahre später, wie im Falle von Doyles drittem Roman.

Als Arthur Conan Doyle 1901 seinen Freund Bertram Fletcher Robinson in Norfolk besuchte, führte dieser ihn in der Wildnis herum und erzählte dem Schriftsteller die Sage von dem bösartigen Landedelmann Sir Richard Cabell, der dem Teufel seine Seele verkaufte und dafür im Jahre 1677 von einem Rudel riesiger Hunde in die Hölle gezerrt wurde. Bis zum heutigen Tage ist das Mausoleum des Squires von hohen Eisenzäunen umgeben, damit er mit seinen Höllenhunden nicht ausbrechen kann.

Diese Erzählung war eine der Inspirationen für Doyle, und er dankte seinem Freund auf der Titelseite der Originalausgabe.

Im August 2001 (also 100 Jahre, nachdem der Roman erstmals als Fortsetzungsgeschichte in The Strand erschienen war) behauptete der Historiker Rodger Garrick-Steele, Doyle hätte Fletcher Robinson versprochen, dass sie die Geschichte gemeinsam verfassen würden – dann aber das Manuskript seines Freundes als sein eigenes ausgegeben und Fletcher Robinson umbringen lassen, damit das Plagiat nicht öffentlich würde. Kurz gesagt: »The Hound of the Baskervilles« stamme gar nicht von Doyle.

Zudem habe Doyle eine Affäre mit Fletcher Robinsons Frau gehabt und diese angeleitet, ihren Gatten mit Laudanum zu vergiften. »Conan Doyle fand sich in einer unmöglichen Lage wieder – die große öffentliche Begeisterung für seinen Akt des Plagiats. Hätte man den Betrug herausgefunden, wäre er für immer entehrt gewesen, und wäre zudem sein ehebrecherisches Verhältnis öffentlich geworden, hätte das seinen Ruin bedeutet. Doyle war ein intelligenter und tatkräftiger Mann, er erkannte die offensichtliche Lösung und nutzte seine medizinischen Kenntnisse, Fletcher Robinsons Ehefrau zu überzeugen, dass sie ihn umbrachte. So schlug er zwei Fliegen mit einer Klappe.«

Rodger Garrick-Steele hatte seine 15 Minuten Ruhm und verschwand dann wieder in der Versenkung. Niemand nahm seine Theorie ernst. *(BBC News,* 2. August 2001)

In »The Hound of the Baskervilles« kommt schon ein typisches Element heutiger Fernsehkrimis vor: der aus ausgeschnittenen Zeitungsbuchstaben zusammengeklebte anonyme Brief.

Das Originalmanuskript von »The Hound of the Baskervilles« wurde 1902 in seine einzelnen Seiten zerlegt: Doyles amerikanischer Verlag gab die Seiten an Buchhändler aus, die sie in ihre Schaufenster stellen konnten. Von den mutmaßlich rund 190 Seiten sind nur noch 37 erhalten. Sie sind heute ein wertvoller Besitz. Das gesamte 11. Kapitel blieb intakt und wird heute in der New York Public Library aufbewahrt.

Im Jahr 1577 berichtete eine Flugschrift von einem »Sonderbaren und schrecklichen Wunder«, das sich während eines schlimmen Sturmes mit Starkregen am 4. August ereignet habe, als ein schwarzer Hund (beziehungsweise »ein schrecklich geformtes Ding«) mit einem furchtbaren Knall die Tür der Dreifaltigkeitskirche von Bungay in Suffolk sprengte und ins Schiff der Kirche lief, dabei einen Mann und einen Burschen tötete und schließlich die Haube des Kirchturms zum Einstürzen brachte. Der Autor des Flugblattes, Abraham Fleming, berichtet (in zeitgemäßes Deutsch gebracht): »Dieser schwarze Hund oder der Teufel in seiner Gestalt (Gott, der alles geschaffen hat, weiß es am besten) lief die gesamte Kirche entlang. Und zwar mit größter Geschwindigkeit und unglaublicher Eile, unter den Leuten und in sichtbarer Form, ging zwischen zwei Leuten durch, die gerade knieten und anscheinend ins Gebet versunken waren, drehte beiden gleichzeitig den Hals um, einmal genau nach hinten, so dass sie noch im Augenblick ihres Kniens erwürgt wurden.«

Rund 20 Verfilmungen von »The Hound of the Baskervilles« sind bekannt, einer der ersten war ein deutscher Stummfilm von 1914, den Rudolf Meinert in den Berliner Weißensee-Studios drehte.

Der erste Film, der den Namen des Detektivs im Titel trägt, stammt übrigens von 1903 und dauert nur knapp eine Minute. »Sherlock Holmes Baffled« (Der verblüffte Sherlock Holmes) hat mit Doyles Figur nichts zu tun, sondern deutet nur an, dass das, was zu sehen ist, niemand erklären kann. Der Streifen ist heute noch komisch. Wer reinschauen will: http://www.youtube.com/watch?v=-eO3EbFGOak

Alle Versuche, anhand der dortigen astronomischen Angaben über die Mondphasen das genaue Jahr herauszufinden, in dem »The Hound of the Baskervilles« spielt, sind zum Scheitern verurteilt: Keine zwei Angaben stimmen überein.

In Deutschland kam »The Hound of the Baskervilles« fast zeitgleich mit der englischen Veröffentlichung als Fortsetzungsroman in Zeitungen heraus, etwa im März und April 1902 im »Berliner Tageblatt und Handels-Zeitung«. Auch das »Jeversche Wochenblatt« brachte den Hund in Serie, allerdings erst vom April bis Juni 1912.

DIE DRITTE ANTHOLOGIE: »The Return of Sherlock Holmes«

»The Return of Sherlock Holmes« erschien 1905 als dritte genehmigte Anthologie und versammelt 13 Holmes-Erzählungen.

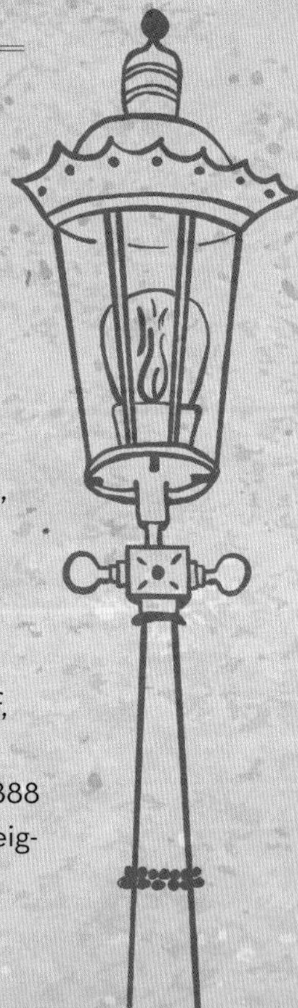

Die erste Geschichte, »The Adventure of the Empty House« von 1903, überrascht mehrfach:

- Wir müssen vermuten, dass Dr. Watson Witwer geworden ist: Seine Frau wird nicht mehr erwähnt.
- Die Geschichte, die nach »The Hound of the Baskervilles« spielt, weist viele der für Doyles Arbeit typischen Widersprüche auf.
- Sherlock Holmes zitiert zweimal William Shakespeare, obwohl er doch in Literatur ganz und gar unbelesen ist.
- Dr. Watson kennt Colonel Moran nicht, obwohl er ihm bereits früher begegnet ist. Der Colonel taucht nämlich in »The Valley of Fear« (Das Tal der Angst) auf, Doyles viertem und letztem Sherlock Holmes-Roman, der zwar 1915 erschien, aber in den Jahren 1875 und 1888 spielt, also vor den in der Erzählung geschilderten Ereignissen.

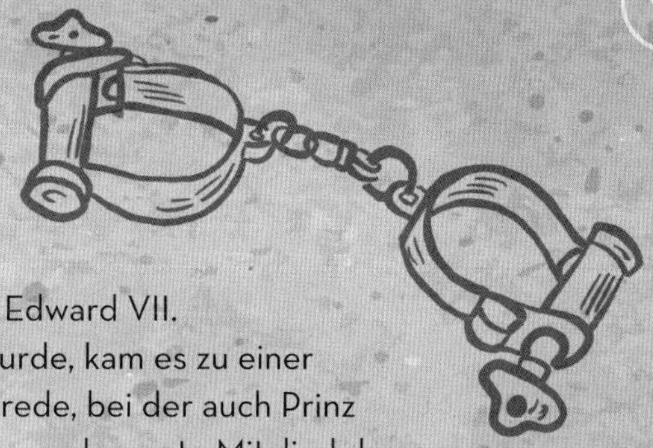

Das Kartenspiel der Geschichte gründet auf einem realen Skandal – dem Königlichen Bakkarat-Skandal von 1890. In der Tranby Croft in Yorkshire fanden illegale Kartenspiele statt, teilnahm unter anderem der spätere König Edward VII. Als ein Spieler des Betrugs bezichtigt wurde, kam es zu einer Gerichtsverhandlung wegen übler Nachrede, bei der auch Prinz Edward als Zeuge vorgeladen wurde. Er war das erste Mitglied des Königshauses, das je vor Gericht aussagen musste.

In »The Adventure of the Dancing Men« stellt sich eine Illustration als eine codierte Nachricht heraus – die Entzifferung des Codes ist eindeutig inspiriert von Edgar Allan Poes Geschichte »The Gold Bug« (Der Goldkäfer), die 1843 erschien. 1907 führte Ferdinand Bonn am Berliner Theater »Die tanzenden Männchen« als Sherlock-Holmes-Komödie auf – ohne Wissen von Doyle und unter Ausschluss der Kritik, die seine früheren Sherlock-Holmes-Plagiate verrissen hatte.

»The Adventure of the Solitary Cyclist« wurde bereits 1921 mit Eille Norwood als Sherlock Holmes als Stummfilm in die Kinos gebracht. Auch die BBC verfilmte die Geschichte 1968 mit Peter Cushing als Holmes. In den 1980er-Jahren ließ der englische Sender Granada TV Jeremy Brett als Detektiv ebenfalls das Rätsel der einsamen Radfahrerin lösen.

In »The Adventure of the Priory School« von 1904 hat der Mann, der vor Holmes zusammenbricht, eine Eisenbahnfahrkarte nach Mackleton in Hallamshire gekauft. Ort und Grafschaft sind fiktiv – im Manuskript hatte Doyle noch einen richtigen Ort stehen, nämlich Castleton in Derbyshire. Und der verschwundene Adelsspross ist der Duke of Holdernesse. Auch er ist fiktiv, aber Holderness ist eine Region in Yorkshire, unweit des echten Ortes Castleton.

In »The Adventure of Black Peter« erklärt Sherlock Holmes am Ende, er sei in nächster Zukunft nur noch in Norwegen erreichbar – warum, das erzeugte Spannung bei den zeitgenössischen Lesern und wurde nie erklärt.

In »The Adventure of Charles Augustus Milverton« war das Vorbild für den Erpresser die schillernde Figur des Charles Augustus Howell (1840–1890), ein Betrüger, der gleichzeitig Agent für die Dichter John Ruskin und Dante Gabriel Rossetti war. Holmes lässt die Täterin, die den Erpresser mit mehreren Schüssen aus der Pistole niederstreckt, straflos entkommen. Er hält hier, wie auch in anderen Erzählungen des Kanons, eine moralische Bewertung für wichtiger als die juristische Verurteilung.

In »The Adventure of the Six Napoleons« arbeiten Holmes und Lestrade von Scotland Yard zum letzten Mal zusammen. Lestrade wird zwar später noch erwähnt (in The Disappearance of Lady Frances Carfax und in The Adventure of the Three Garridebs), aber nur noch als Mitarbeiter der Polizei – eine Interaktion findet nicht mehr statt.

»The Adventure of the Three Students« spielt nicht wie üblich um den Mittelpunkt Baker Street, sondern in einer ungenannten englischen Universitätsstadt, in der sich Sherlock Holmes befindet.

Der Fall, den »The Adventure of the Golden Pince-Nez« schildert, wird in nur 14 Stunden gelöst.

In »The Adventure of the Missing Three-Quarter« werden Bluthunde eingesetzt – zum ersten Mal geschah das in London bei der Suche nach Jack the Ripper. Der Spürhund Toby wird bereits in »The Sign of the Four« auf einen Verdächtigen angesetzt. Diese Geschichte wurde schon 1923 mit Eille Norwood als Sherlock Holmes verfilmt.

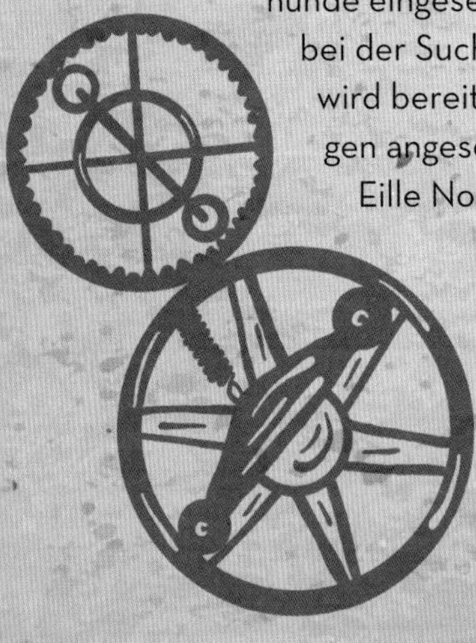

In »The Adventure of the Abbey Grange« spielt Sherlock Richter und Watson Geschworener – und sie sprechen den Schuldigen frei. Auch diese Erzählung wurde mit Eille Norwood verfilmt, im Jahr 1922, und noch einmal 1965 von der BBC mit Douglas Wilmer.

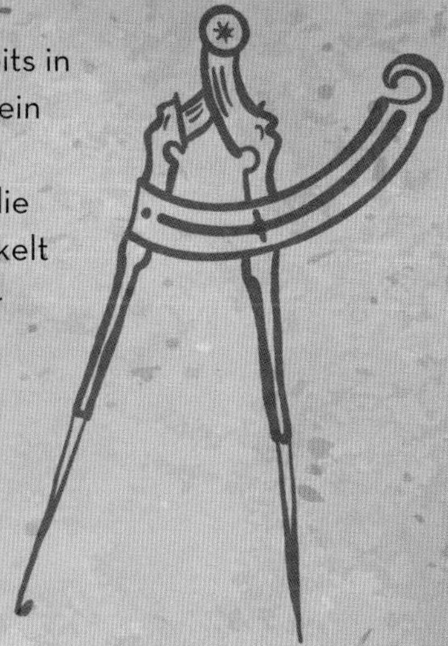

Auf »The Adventure of the Second Stain« wurde bereits in »The Adventure of the Naval Treaty« hingewiesen als ein Fall von Holmes, der vielleicht nie geschildert werden kann, weil es sich um eine Angelegenheit handelt, in die zu viele bedeutende Familien des Königreichs verwickelt waren. Holmes' Klienten sind sehr hochrangig: Es handelt sich um den Premierminister Lord Bellinger und den Minister für Europäische Angelegenheiten, den Right Honourable Trelawney Hope. »The Adventure of the Naval Treaty« datiert den Fall auf den Juli 1888, die Erzählung spielt aber tatsächlich im Herbst dieses Jahres.

Der Spion Oberstein taucht in dem sieben Jahre danach spielenden »The Adventure of the Bruce-Partington Plans« ein zweites Mal auf.

Anfang des 20. Jahrhunderts tourte das von Arthur Conan Doyle und William Gillette 1899 gemeinsam geschriebene Bühnenstück »Sherlock Holmes: A Drama in Four Acts« auch in Deutschland. »Zu den wenigen Schauspielern«, schrieb am 21. Februar 1904 die »Berliner Börsen-Zeitung« in ihrer Morgenausgabe, »deren Nerven selbst der Probe einer Erstaufführung widerstehen, gehört William Gillette, der sich durch seine glänzende Darstellung in ›Sherlock Holmes‹ einen Namen gemacht hat. Er ist kühl, ruhig und leidenschaftslos beim Spiel.«

Beim Gastspiel 1907 in Bad Salzbrunn befand sich Karl May, Autor von fast einhundert Abenteuergeschichten, im Publikum.

Klaus-Peter Walter schrieb die Kurzgeschichte »Sherlock Holmes und Old Shatterhand«, die 2011 im gleichnamigen Sammelband erschien. Die Story dreht sich um eine Begegnung zwischen dem Detektiv und Karl May im Jahr 1903.

Am 23. November 1906 kündigt eine Kleinanzeige in der »Sächsischen Volkszeitung für christliche Politik und Kultur« aus Dresden auf Seite 4 das Theaterprogramm der Woche an: »Im Zentraltheater wird Sonnabend den 20. d. M. nachm. 1/2 4 Uhr bei ermäßigten Preisen zum 5. Male ›Der Stern von Bethlehem‹ wiederholt. Sonntag den 25. d. M. wird nachm. 1/2 4 Uhr und abends 8 Uhr die Detektiv-Komödie ›Sherlock Holmes‹ gegeben. Diese beiden Vorstellungen finden bei gewöhnlichen Abendpreisen statt.«

Kulturhüter mit erhobenen Nasen machten die Holmes-Euphorie madig. Das »Jeversche Wochenblatt« schreibt am 17. Oktober 1907 über ein Sherlock-Holmes-Stück, das aus ganz anderen Gründen skandalös war (es handelte sich um ein Plagiat): »Die Diebs- und Detektivkomödie im Genre von Sherlock Holmes erobert sich in neuester Zeit in geradezu erschrecklicher Weise die deutschen Bühnen. Es ist ein Glück, daß sich jetzt doch endlich auch einmal ernste Stimmen gegen diese Moderichtung erheben. ... Conan Doyle und sein allgegenwärtiger Detektiv lockten das Publikum an; es kam in hellen Haufen. Und nicht etwa nur die unteren Hunderttausend; wer die Geschichten von Sherlock Holmes gelesen hatte, wollte sie auch in dramatischer Gestalt vorüberziehen lassen. ... Die Masse ist immer unliterarisch. Aber diese unliterarischen Instinkte zu unterstützen, ist auch ein Verbrechen, zu dessen Bekämpfung man sich einen Sherlock Holmes wünschen könnte.«

Die britische TV- und Rundfunkanstalt BBC schätzte im Januar 2014, dass bislang mehr als 80 Schauspieler den Detektiv verkörpert haben, neben den gerade aktuellen Robert Downing Jr. und Benedict Cumberbatch auch Horrorikone Peter Cushing und der deutsche Hans Albers.

QUIZ:
Orte und Plätze

Die Sherlock-Holmes-Geschichten sind voller präziser geografischer Angaben. Welche davon sind fiktiv – und welche nicht?

1. Wer wohnte in der Montague Street, London, und wo liegt sie?

....

2. Im Diogenes Club, London, lümmelt sich Mycroft Holmes. Gab es den Club wirklich?

....

3. Welches Gebäude steht in der Castle Wynd in Inverness und was hat es mit Holmes zu tun?

....

4. Wie steht es mit dem Carlton Club in der Pall Mall?

....

5. Gibt es das Dorf Norwood und welche Bewandtnis hat es damit?

....

6. Die Swandam-Lane spielt eine Hauptrolle in welcher Geschichte – und gibt es sie tatsächlich?

....

7. Die Pidgeon Fanciers Association in der Londoner Marchmond Street unter dem Vorsitzenden Charles Hoy Fort ist wichtig bei welchem Fall – und hat Doyle sie erfunden?

....

Die Auflösung finden Sie auf S. 116.

AUFLÖSUNG:
Orte und Plätze

1. Die Montague Street läuft entlang der Ostseite des British Museum und war die erste Adresse von Holmes, bevor er in die Baker Street zog (The Adventure of the Musgrave Ritual).

2. Der Diogenes Club, in dem Einsiedler in der Masse allein sein können, ist fiktiv (The Adventure of the Greek Interpreter). Vorbild war ein exklusiver Club, das Atenaeum.

3. Dort steht die »Inverness Museum and Art Gallery« – und mit Sherlock Holmes hat das alles nichts zu tun.

4. Die Pall Mall läuft nördlich parallel zur Mall, der Prachtstraße vom Trafalgar Square zum Buckingham Palace (The Adventure of the Illustrious Client). Den Club gab es an der Adresse wirklich – und es gibt ihn noch: www.carltonclub.co.uk

5. Dem Ortsnamen Norwood begegnen wir bei Holmes mehrere Male, z. B. in »The Sign of the Four« oder natürlich in »The Adventure of the Norwood Builder«. Norwood ist ein realer Ort, Doyle lebte dort von 1891 bis 1894, kannte ihn also gut.

6. Die Swandam-Lane kommt in »The Man with the Twisted Lip« vor – als übel beleumdete Gasse, in der sich eine Opiumhöhle befindet. Die Straße gab es in London nie.

7. Die Marchmond Street in der Nähe des britischen Museums gibt es tatsächlich, aber sie kommt in keiner der Geschichten von Arthur Conan Doyle vor.

DER VIERTE ROMAN: »The Valley of Fear«

»The Valley of Fear« ist der vierte und letzte Sherlock-Holmes-Roman. Im Aufbau (linear erzählte Geschichte mit langer Rückblende durch einen der Akteure) ähnelt er dem ersten Roman »A Study in Scarlet« mit der von einem neutralen Berichterstatter erzählten Mormonen-Episode. Durch die lange Rückblende ist Holmes die Hälfte des Romans abwesend.

Das im Roman geschilderte Herrenhaus Birlstone Manor basiert auf dem Groombridge Place bei Tunbridge Wells in Kent.

Die Rückerinnerung an terroristische Akte von Arbeitern wurde inspiriert durch die Taten der irischen Geheimgesellschaft der Molly Maguires. Im 19. Jahrhundert organisierte sie Streiks und Sabotage in Minen in Irland, Liverpool und im amerikanischen Pennsylvania unter irischen Auswanderern.

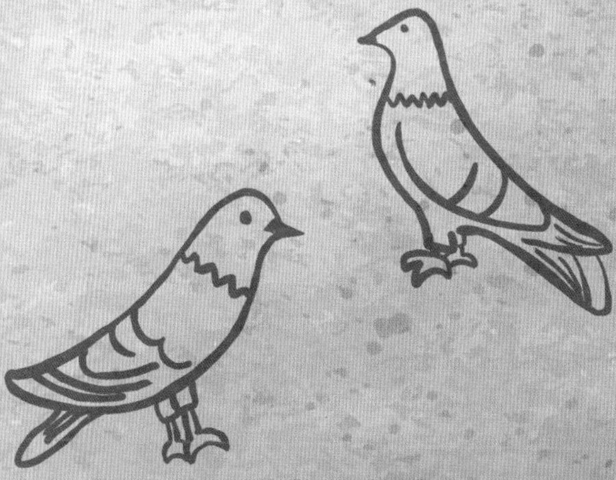

Die vierte Anthologie: »His Last Bow«

»His Last Bow« ist die vorletzte Anthologie mit Holmes-Geschichten. Sie erschien 1917 und umfasst acht Abenteuer. Vorgesetzt ist eine Einleitung von Dr. Watson.

»The Adventure of Wisteria Lodge« kennt man als eine der ersten literarischen Schöpfungen, in denen Voodoo vorkommt.

»The Adventure of the Bruce-Partington Plans« ist eine von nur vier Geschichten, in denen Mycroft mitspielt. Der aus »The Adventure of the Second Stain« bekannte deutsche Spion Oberstein taucht hier wieder auf. Die Geheimpläne, die das Mordopfer bei sich trägt, zeigen ein U-Boot. Die Geschichte spielt im November 1895, das erste U-Boot baute die British Navy erst 1902. Doyle orientierte sich wohl an Jules Verne, jedenfalls galten zu seiner Zeit U-Boote generell noch als »ausgemachter Schwindel«, auch wenn sie bereits im amerikanischen Bürgerkrieg zum Einsatz gekommen waren. Über einen Bericht über französische U-Boote urteilt die »New Zea-

Sherlock Holmes und experimentelle U-Boote spielen auch in dem Film »The Private Life of Sherlock Holmes« von Billy Wilder eine Rolle, die sich um Mycroft Holmes dreht. Mycroft baut für die britische Marine ein U-Boot und testet es, als Seeschlange getarnt, im schottischen Loch Ness. Hinter den Plänen ist eine Agentin her, die deutsche Spionin Ilse von Hoffmanstal.

land Mail« am 25. Januar 1895, er sei »ein köstlicher Schwindel«. Und die »Lyttelton Times« scherzt am 30. Mai 1895 über »die Nutzlosigkeit von Unterseebooten. Es ist schon schwer genug, den Kurs eines Unterseebootes zu steuern, und noch fragwürdiger ist der Vorteil, nicht gesehen zu werden, wenn er mit dem Nachteil verknüpft ist, dass man selbst nichts sehen kann.«

»The Adventure of the Devil's Foot« von 1911 zählte zu Doyles zwölf Lieblingsgeschichten. Wie schon in »The Adventure of the Abbey Grange« lässt Holmes den Mörder ungestraft davonkommen. Die Geschichte spielt in Cornwall, wo der Stadtmensch und Landschaftsverschmäher Holmes plötzlich uralte Steinkreise und die keltische Sprache genießt – was ihm jeder Cornwall-Tourist nachfühlen kann. Der Ort des Geschehens, Poldhu, existiert wirklich und liegt im Süden Cornwalls und am Ostufer der Mound's Bay auf der Halbinsel Lizard. In Kornisch, der walisischen Sprache Cornwalls, bedeutet Poldhu »schwarzer Tümpel«. Das Gift, das zentraler Bestandteil der Erzählung ist, stammt von der seltenen afrikanischen Pflanze *Radix pedis diaboli,* Teufelsfuß. Die Pflanze ist ein Erfindung Doyles, in der pharmazeutischen oder toxikologischen Literatur sucht man sie vergebens.

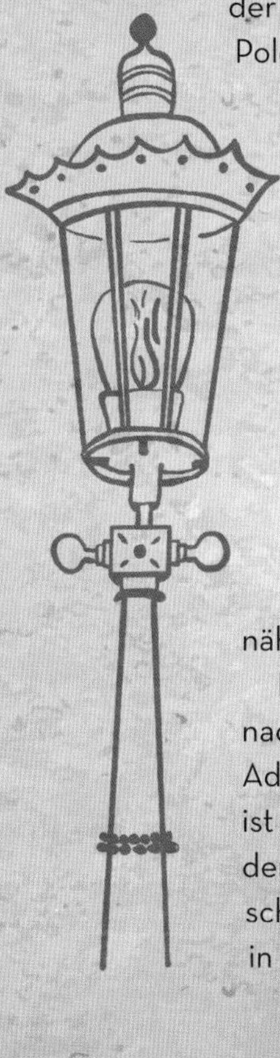

Die Geheimgesellschaft des Roten Kreises in »The Adventure of the Red Circle« lehnt sich an die berühmtere Geheimgesellschaft der Schwarzen Hand an, die in den 1910er-Jahren für eine Vereinigung aller Serben kämpfte. Die Geschichte wird sehr hastig aufgelöst, weil Doyle durch einen viel zu rasch näher rückenden Abgabetermin unter Druck stand.

In »The Disappearance of Lady Frances Carfax« reist Dr. Watson nach Lausanne in der Schweiz, um nach der verschwundenen Adligen zu fahnden, weil Holmes in London zu beschäftigt ist. Das ist die längste Reise, die einer der beiden Hauptprotagonisten in den kanonischen Erzählungen unternimmt. Mit dem Hotel »Englischer Hof« in Baden-Baden stellt zum ersten Mal auch ein Platz in Deutschland einen der Spielorte der Geschichte, aber Watson

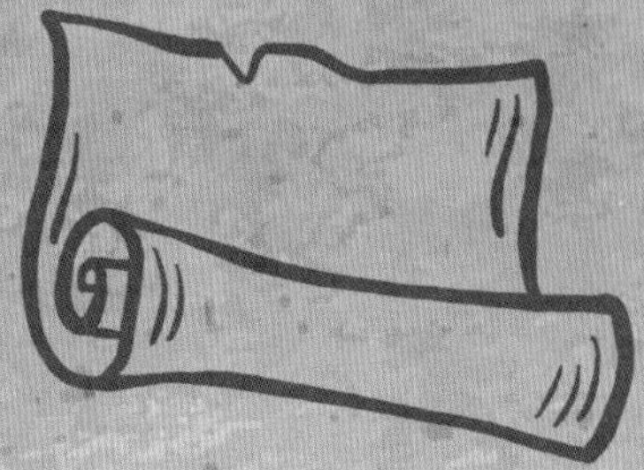

reist nicht dorthin, sondern fragt nur brieflich nach der vermissten Dame. Das Luxushotel gab es wirklich, heute ist es das »Atlantic Parkhotel« am Goetheplatz. 1836 eröffnet, beherbergte es im 19. Jahrhundert illustre Gäste wie Fürst Bismarck und Franz Liszt. 1863 fand dort das Drei-Kaiser-Treffen zwischen Franz Joseph von Österreich, Zar Alexander von Russland und Napoléon III. von Frankreich statt. Die Geschichte wurde 1923 – neben anderen – zur Grundlage des Schauspiels »The Return of Sherlock Holmes«.

»The Adventure of the Dying Detective« von 1913 bietet nach »The Final Problem« den zweiten vorgetäuschten Tod von Sherlock Holmes. Das verwendete Gift ist Belladonna.

»His Last Bow« beendet die Anthologie. Es ist eine Spionageerzählung und keine Detektivgeschichte, und sie wird in der dritten Person erzählt statt wie üblich in der ersten, mit Dr. Watson als Erzähler.

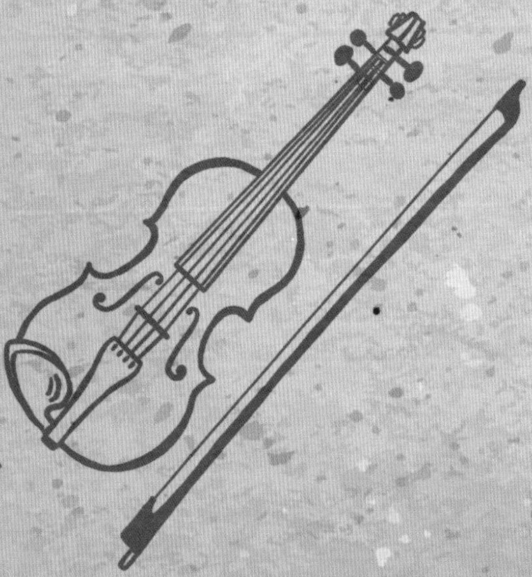

Die Erzählung »His Last Bow« beginnt mit dem deutschen Ultimatum an Belgien am 2. August 1914. Holmes hält darin eine patriotische Ansprache an Dr. Watson, die in Großbritannien berühmt geworden ist: »Guter alter Watson! Du bist der einzige Fixpunkt in einem sich ändernden Zeitalter. Es kommt trotzdem ein Ostwind, ein Wind, der noch nie auf England geweht hat. Es wird kalt und bitter sein, Watson, und viele von uns werden vor ihm verdorren. Aber es ist dennoch Gottes eigener Wind, und wenn der Sturm abgeklungen ist, wird die Sonne auf ein saubereres, besseres, stärkeres Land scheinen.«

Die Rede spricht Basil Rathbone als Sherlock Holmes am Ende eines amerikanischen Films von 1942, »Sherlock Holmes and the Voice of Terror« (Regie: John Rawlins), nachdem er eine deutsche Invasion abgewehrt hat. Der Film erntete generell gute Kritiken, manchen aber ging der Einsatz von Holmes für die amerikanischen Anstrengungen zu weit: »Man muss befürchten, dass weder den Serien von Holmes-Filmen noch unseren Kriegsbemühungen durch diesen ambitionierten, aber letztlich nicht funktionierenden Versuch, beides zu verschmelzen, groß geholfen wird«, schrieb beispielsweise Archer Winsten in »The New York Post«.

In vielen seiner Geschichten wies Doyle, ein großer britische Patriot, auf die Gefahren des deutschen Militarismus hin. 1914 erschien sein Buch »The German War«, in denen er in neun Essays, die noch vor dem Ausbruch des Ersten Weltkriegs geschrieben worden waren, vor deutscher Rüstung und deutschem Erfindergeist warnte. »Mit unheimlicher Klarheit«, meinte der »Spiegel« im April 1949, »sah er auch die Gefahr des U-Bootkrieges für England voraus. Die meisten Fachleute machten sich über seine Warnungen lustig. Aber im Weltkrieg warfen ihm einige Leute vor, er habe die Deutschen auf die U-Boot-Idee gebracht.«

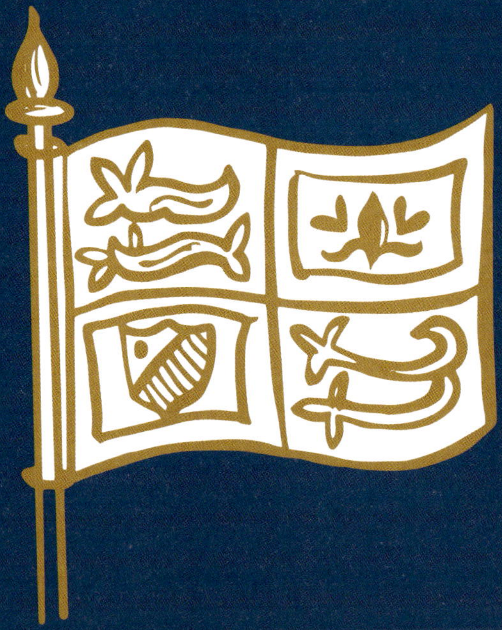

Die fünfte Anthologie: »The Case-Book of Sherlock Holmes«

Alle Erzählungen aus der letzten Anthologie, »The Case-Book of Sherlock Holmes«, spielen vor »His Last Bow«. Somit ist diese Geschichte chronologisch betrachtet die letzte Holmes-Story.

»The Adventure of the Mazarin Stone« ist die erste Erzählung in diesem Sammelband. In der Erzählung recycelt Doyle Elemente aus »The Adventure of the Empty House«, zu finden in »The Return of Sherlock Holmes«. Die Geschichte ist in der dritten Person erzählt.

»The Problem of Thor Bridge« enthält ein kriminalistisches Novum: Sherlock Holmes stellt vor Ort das Verbrechen nach, um dem Täter auf die Schliche zu kommen. Wir erfahren darin auch, dass Dr. Watson die Notizen zu bisher unveröffentlichten Fällen in einem Bankschließfach verwahrt.

Im April 2016 wurde das von Conan Doyle handgeschriebene Manuskript der Erzählung »The Problem of Thor Bridge« für 188.000 Pfund (rund 230.000 Euro) versteigert. Es umfasst 48 Seiten und ist vom Autor signiert. Der Käufer war ein europäischer Bieter, der unerkannt bleiben wollte.

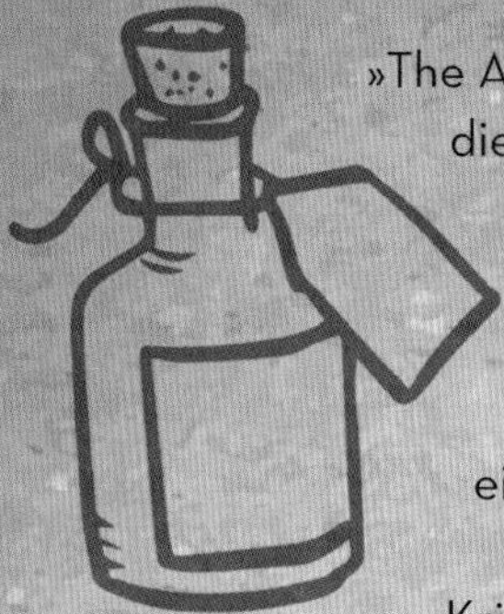

»The Adventure of the Creeping Man« enthält Horrorelemente, die auf Prag als Ursprung aller Alchemie anspielen – von dort bezieht der Mörder ein Kraftelixier, das aus Lemuren gewonnen wird. Der Fall ist somit eine Hommage an Edgar Allan Poes »The Murders in the Rue Morgue« von 1841 – dort allerdings ist der Mörder ein echter Affe, ein Orang-Utan.

»The Adventure of the Sussex Vampire« klingt nach einem Krimi-Horror-Crossover, doch Holmes bleibt – im Gegensatz zu seinem Schöpfer Arthur Conan Doyle – stets rational und auf dem Boden der Biologie. Der Vampir ist ein eifersüchtiges Kind, das mit Giftpfeilen agiert. Eines der vielen Abenteuer, auf die nur angespielt wird, lautet »The Case of the Ship Matilda Briggs and the Giant Rat of Sumatra«. Diese Anspielung inspirierte einen Roman und mindestens zwei im Radio ausgestrahlte Hörspiele mit dem Detektiv.

In »The Adventure of the Three Garridebs« zeigt sich Holmes nicht überlegen und zynisch, sondern offenbart seine Zuneigung zu Dr. Watson, als dieser angeschossen wird. Zum Glück für die Leser ist der Schuss nicht tödlich, sondern verursacht nur eine Streifwunde am Bein – wo Watson bereits im Afghanistankrieg verwundet worden sein könnte. Die Geschichte spielt gegen Ende Juni 1902 – in diesem Monat hat Sherlock Holmes es abgelehnt, sich für einen Dienst von nationaler Bedeutung zum Ritter schlagen zu lassen. Im realen Leben erhielt Arthur Conan Doyle im Juni 1902 den Ritterschlag für seine Propagandabücher »The Great Boer War« und »The War in South Africa: Its Cause and Conduct«, in denen er die Rolle und das Vorgehen Großbritanniens im 2. Burenkrieg rechtfertigt. •

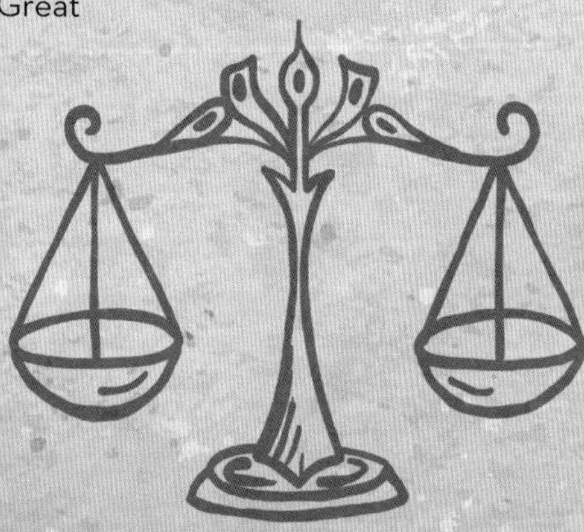

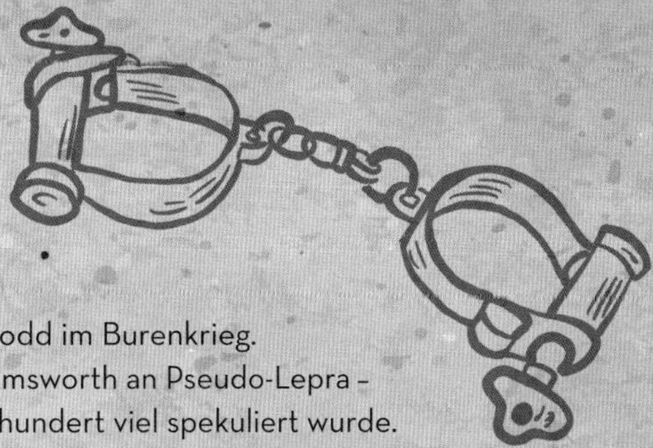

»The Adventure of the Blanched Soldier« (Der erbleichte Soldat) von 1926 weist – wie auch » The Adventure of the Resident Patient« von 1893 – autobiografische Züge auf. Conan Doyle diente wie seine Figur James M. Dodd im Burenkrieg. In der Geschichte leidet Godfrey Emsworth an Pseudo-Lepra – eine Krankheit, über die im 19. Jahrhundert viel spekuliert wurde. Der Name wird allerdings für sehr viele und ganz unterschiedliche bakterielle Infektionen verwendet, etwa für die Schuppenflechte (Psoriasis), für Punudos (eine im Kindesalter einsetzende Fußerkrankung in Guatemala) und für Formen der Syphilis, *Elephantiasis filariosa* oder der Framboesia. Watson bezeichnet damit die Ichthyose, »schuppige Veränderung der Hautoberfläche, zwar unansehnlich und hartnäckig, aber möglicherweise heilbar und auf gar keinen Fall ansteckend«.

In »The Adventure of the Illustrious Client« (1927) zerfrisst Vitriol, das ihm Kitty Winter ins Gesicht schüttet, den österreichischen Baron Adelbert Gruner. Vitriol nennt man die Salze der Schwefelsäure, und Vitriolattacken waren eines der sensationellesten Verbrechen des viktorianischen Zeitalters. 1924 wurde Davina Brown aus Dundee zu zwei Jahren Gefängnis verurteilt, weil sie Thomas Crombie Vitriol ins Gesicht geschüttet hatte und ihm das Augenlicht nahm. Crombie hatte sich als ledig ausgegeben und sie geschwängert und wollte nun keine Alimente zahlen. »Mehrere Fälle von Vitriolattacken wurden in den letzten Monaten aus Großbritannien gemeldet«, erklärte die neuseeländische »Evening Post« am 1. März 1924 und führt drei Fälle auf – stets waren es Frauen, die sich an Männern rächten, die sie verführt und im Stich gelassen hatten. Bei Unruhen in Australien war es 1919 zu einer solch großen Zahl an Vitriolangriffen gekommen, dass die Regierung das Verbrechen mit der Todesstrafe ahndete. Auch die Kriegspropaganda nutzte das grausame Verbrechen – die österreichischen Truppen im Ersten Weltkrieg setzten gegen die Russen Vitriolspray ein, meldete der »New Zealand Herald« am 3. April 1915, ohne zu bedenken, dass bei einer Änderung der Windrichtung auch die Sprayer geschädigt würden. Doyle hatte also in der zeitgenössischen Presse ausreichend Anregungen für diesen Fall.

Bei »The Adventure of the Lion's Mane« ist Sherlock Holmes der Erzähler und nicht Dr. Watson. Nur auf eine weitere Geschichte trifft das zu, nämlich auf »The Adventure of the Blanched Soldier«. Allerdings bestehen »The Adventure of the ›Gloria Scott‹« und »The Adventure of the Musgrave Ritual« ebenfalls hauptsächlich aus erzählten Erinnerungen von Sherlock Holmes.

Das in »The Adventure of the Lion's Mane« erwähnte Naturkundebuch »Out of Doors« von Reverend J. G. Wood, 1874 veröffentlicht, gibt es wirklich. Die im Text erwähnte Qualle beschreibt Wood dort aufgrund eigener Erfahrungen (ab S. 140).
Zum Nachschauen: https://www.google.de/books/edition/Out_of_Doors/69MOAQAAIAAJ?hl=de&gbpv=1&dq=Out+of+Doors%E2%80%9C+Wood&printsec=frontcover

In »The Adventure of the Retired Colourman« betrachtet Holmes, ganz wie ein moderner Gerichtspsychiater, Irrsinn als einen mildernden Umstand.

Und eine Neuerung bringt »The Adventure of the Veiled Lodger«: Hier löst Holmes den Fall nicht durch eine seiner brillanten Deduktionen – das Problem wird durch ein Geständnis gelöst. Doyle schildert hier, wie in »The Adventure of the Abbey Grange«, eine in der Ehe gefangene Frau.

Und in der Kurzgeschichte »The Adventure of Shoscombe Old Place« nimmt Arthur Conan Doyle das moderne CSI vorweg: Holmes untersucht eine am Tatort eines Polizisten gefundene Mütze mit dem Mikroskop und entdeckt daran Klebstoff – der Täter muss also ein Plakatkleber sein.

Trotz ständiger kommunistischer Propaganda, klagen sowjetische Blätter im April 1924, sind die beliebtesten Autoren in der Sowjetunion nicht Marx und Engels, auch nicht die russischen literarischen Klassiker, sondern H. G. Wells, Arthur Conan Doyle, Upton Sinclar und Edgar Rice Burroughs (Tarzan).

Eine (nicht ganz ernst gemeinte) Frage an alle Fans: Wie weit kann man mit Sherlock Holmes zählen? – Die Antwort: Von 3 bis 6!
The Adventure of the Three Students
The Adventure of the Three Garridebs
The Adventure of the Three Gables
The Sign of the Four
The Adventure of the Five Orange Pips
The Adventure of the Six Napoleons

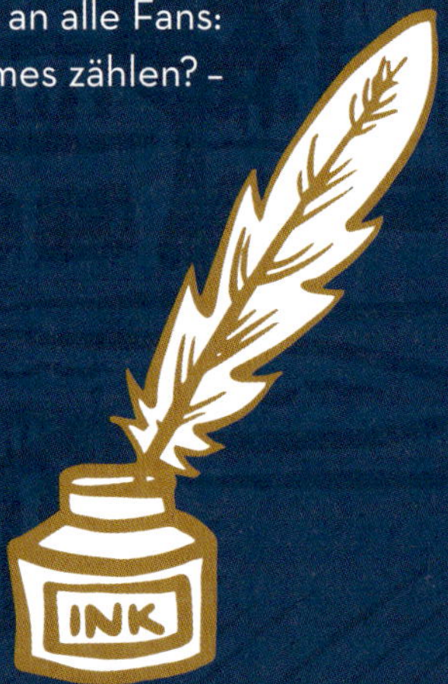

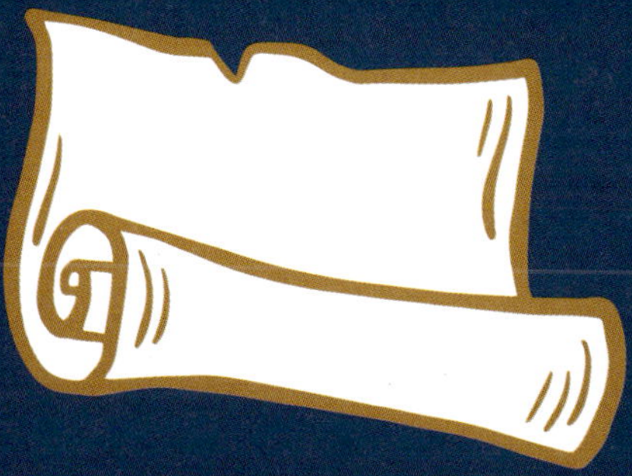

1922 erschien der Roman »Ulysses« des irischen Schriftstellers James Joyce, der bis heute als eines der bedeutendsten literarischen Werke des 20. Jahrhunderts gilt. Darin schildert Joyce einen Tag im Leben des Anzeigenaquisiteurs Leopold Bloom in Dublin – den 16. Juni 1904, den Tag, an dem Joyce im realen Leben auf seine große Liebe Nora Barnacle traf. Joyce, der Sprachschöpfer, setzt darin Sherlock Holmes zum ersten Mal als Verb ein: »He had been meantime taking stock of the individual in front of him and Sherlockholmesing him up.« – »Mittlerweile hatte er den Menschen vor sich abgeschätzt und ihn sherlockholmisiert.«

Holmes in den 1930er- bis 1990er-Jahren

1936/1937: Die populärste deutsche Verfilmung ist »Der Mann, der Sherlock Holmes war« mit Hans Albers und Heinz Rühmann. Regie führte der Österreicher Karl Hartl, Uraufführung war am 15. Juli 1937 im Berliner Ufa-Palast am Zoo.

1947/1952/1953: Es wurden neue Fälle mit Sherlock Holmes entdeckt, die Doyle geschrieben hatte. Der neuseeländische »Evening Star« meldete am 15. Juli 1947: »Mehrere bisher unveröffentlichte Sherlock-Holmes-Manuskripte von Sir Arthur Conan Doyle hat Adrian Conan Doyle, der Sohn des Autors, anlässlich des Besuchs einer Bank in Cromberrough, Sussex, entdeckt, als er Unterlagen sichtete, die sein Vater dort 1922, acht Jahre vor seinem Tod, deponiert hatte. […] Adrian Conan Doyle sagte, dass diese Notizen Fakten enthielten, die ›eine Menge Mythen über meinen Vater und Sherlock Holmes‹ zu Fall bringen würden.« 1952 und 1953 schrieb Adrian Conan Doyle eigene Holmes-Erzählungen unter dem Titel »The Exploits of Sherlock Holmes«.

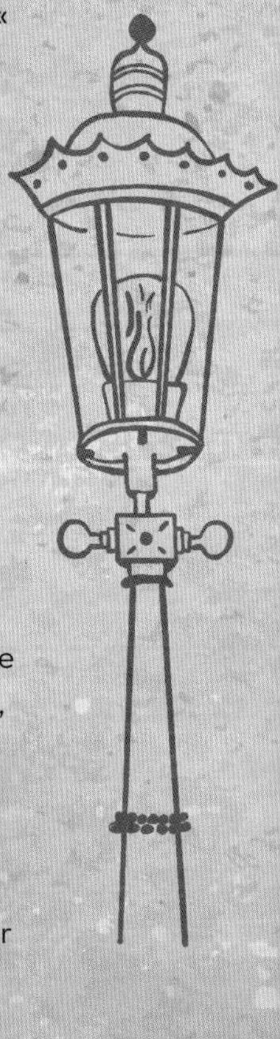

1966: James Hill drehte in Großbritannien »A Study in Terror« (Sherlock Holmes' größter Fall), in dem sich Holmes auf die Suche nach Jack the Ripper macht. John Neville stellt Sherlock Holmes, Donald Houston Dr. John Watson dar.

Ab 1969 entstand Billy Wilders Filmkomödie »The Private Life of Sherlock Holmes« (mit Robert Stephens als Holmes und Colin Blakely als Watson). Der Inhalt lässt sich kaum nacherzählen, aber es kommen darin vor: das Ungeheuer von Loch Ness, mysteriöse Mönche, Kleinwüchsige, Kanarienvögel und Holmes Bruder Mycroft. Es geht um Spionage, U-Boote – und um Holmes' Geständnis, dass er eine homosexuelle Beziehung zu Dr. Watson unterhält. (Eine Lüge, wie Watson indigniert feststellt.)

1971: Auf ganz andere Weise auf Sherlock Holmes bezog sich der Thriller »The French Connection« von William Friedkin mit Gene Hackman als Detective Jimmy »Popeye« Doyle (!) von der New Yorker Polizei, der den Drogengroßhändler Alain Charnier überführen will. Friedkin erklärte: »Was ich erreichen wollte, war eine moderne Version von Sherlock Holmes und Professor Moriarty.«

1984–1994: Für den britischen Sender ITV mimte Jeremy Brett den Detektiv in der Serie »The Adventures of Sherlock Holmes« und in zwei TV-Spielfilmen, »The Sign of Four« (1987) und »The Hound of the Baskervilles« (1988). Die Episoden der Serie verfilmten Geschichten aus dem Kanon.

Brett gilt bei britischen Kritikern als bester Holmes-Darsteller aller Zeiten. Brett selbst fürchtete, dass der Charakter Besitz von ihm ergreifen könnte: »Manche Schauspieler fürchten sich davor, den Sherlock Holmes zu lange zu spielen, weil er die Seele raubt und kein Platz mehr für den früheren Bewohner lässt. … Mir ist Holmes zu meiner dunklen Seite geworden. Er ist launisch und sucht die Einsamkeit, ich aber bin eigentlich gern unter Freunden und gesellig. Mittlerweile ist das Ganze ziemlich gefährlich für mich geworden.«

Das Holmes-Motiv in der Musik

Sherlock Holmes liebt besonders die Lieder von Jakob Ludwig Felix Mendelssohn Bartholdy. Was er von moderner Pop- und Rockmusik gehalten hätte? Wir wissen es nicht. Auf jeden Fall haben Popmusiker so manche Hymne auf den Helden geschrieben.

Für die Kinks auf ihrem Album »Village Green Preservation Society« (1968) ist Holmes vor allem ein Name, der an die guten alten viktorianischen Tage mit unschuldiger, aber spannender Unterhaltung erinnert: »We are the Sherlock Holmes English Speaking Vernacular / Help save Fu Manchu, Moriarty and Dracula.« (»Wir sind die Sherlock Holmes-Englisch sprechende Umgangssprache / Helfen Sie uns, Fu Manchu, Moriarty und Dracula zu retten.«)

Die amerikanischen Pop-Brüder Ron und Russell Mael nahmen 1982 mit ihrer Band Sparks das Album »Angst in My Pants« auf – mit dem Song »Sherlock Holmes«: »Fog matters to you and me, / But it can't touch Sherlock Holmes / Dogs bark and he knows their breed / And knows where they went last night / Knows their masters too." (»Nebel macht dir und mir was aus / aber niemals Sherlock Holmes / Er erkennt Hunderassen am Bellen / Und weiß, wo sie letzte Nacht waren / und wie ihre Herrchen heißen.«)

Die britische Alternative-Rock-Band Arctic Monkeys singen in »A Certain Romance«: »And it don't take no Sherlock Holmes / To see it's a little different around here«. (»Man muss kein Sherlock Holmes sein / um zu merken, dass sich etwas geändert hat.«)

Ein wahres Juwel ist »Der Hund von Baskerville« des deutschen Duos Cindy & Bert von 1970 – ein Hardrock-Stück nach der Melodie von »Paranoid« von Black Sabbath.

Zahlreich sind die Querverweise im Muppets-Universum. In der »Sesamstraße« parodieren Sherlock Hemlock und sein Hund Watson denn Detektiv und seinen Chronisten. In der »Muppet Show« 103 spielt Rowlf der Hund Sherlock in »Sherlock Holmes and the Case of the Disappearing Clues« (Sherlock Holmes und der Fall der verschwindenden Hinweise). Und in den »Muppet Babies« findet man Baby Gonzo als Sherlock Holmes in »The Case of the Missing Chicken« (Der Fall der verschwundenen Hühner) und Baby Bunsen und Baby Beaker als Sherlock Bunsen und Dr. Beaker.

Urmel, ursprünglich eine Buchreihe von Max Kruse, wurde 1995 und 1996 als 26-teilige Zeichentrickserie adaptiert. Eine der Episoden heißt »Sherlock Urmel«: Dino Urmel gibt den Sherlock und Ping das Pinguin seinen Dr. Watson bei der Fahndung nach einem geheimnisvollen Dieb auf der Insel Titiwu.

Holmes im 21. Jahrhundert

Guy Ritchie drehte ab 2009 zwei erfolgreiche Spielfilme über Sherlock Holmes mit Robert Downey Jr. als Sherlock Holmes und Jude Law als Dr. Watson.

Als erstes lief »Sherlock Holmes« am 25. Dezember 2009 in amerikanischen Kinos an (in Deutschland im Februar 2010), 2011 folgte »Sherlock Holmes: A Game Of Shadows« (Sherlock Holmes: Spiel im Schatten). Die Filme nutzen die kanonischen Geschichten und variieren sie. Zu den Übereinstimmungen gehören:

- Wie in »The Adventure of the Musgrave Ritual« schießt Holmes aus Langeweile die Buchstaben VR (Victoria Regina = Königin Victoria) in die Wand.
- Sherlock Holmes ist ein guter Boxer und kann es leicht mit jedem aufnehmen – das erfahren wir auch in »The Sign of the Four« und in »The Adventure of the Solitary Cyclist«.
- Watson ist zuweilen anfällig für Glücksspiel und Wetten, deshalb bewahrt Holmes sein Scheckbuch auf – wie in »The Adventure of the Dancing Men«.
- »Sherlock Holmes« von 2009 erwähnt zusätzliche Türen in Baker Street 221B – ebenso wie die Kanon-Erzählung »The Adventure of the Mazarin Stone«.
- In »Sherlock Holmes: A Game Of Shadows« nennt Holmes Moriarty, wie in »The Adventure of the Final Problem«, den »Napoleon des Verbrechens«.

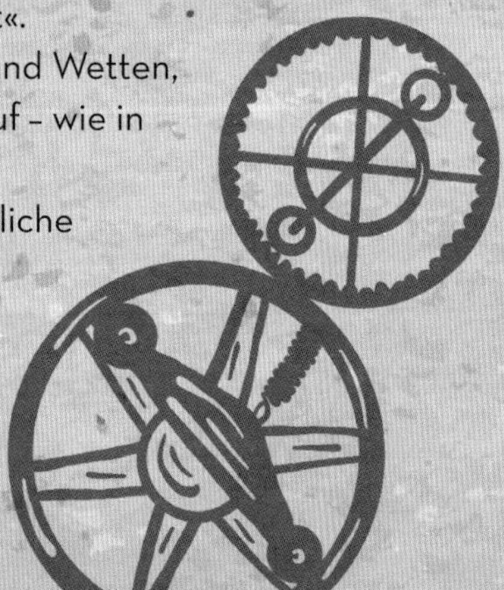

- Im zweiten Film ist eine Nachricht von Holmes an Watson wortidentisch übernommen aus »The Adventure of the Creeping Man«.
- In »A Scandal in Bohemia« stellt Holmes fest, dass Watson zugenommen hat: »Die Ehe bekommt Ihnen gut, Watson, ich denke, dass Sie mindestens siebeneinhalb Pfund zugelegt haben.« Dasselbe bemerkt er in »A Game Of Shadows«.
- »A Game Of Shadows« endet mit Watson, der in die Maschine schreibt: »whom I shall ever regard as the best and the wisest man whom I have ever known«. So endet »The Final Problem«.
- Der Film zeigt die Opiumhölle und den verkleideten Holmes aus »The Man with the Twisted Lip«.

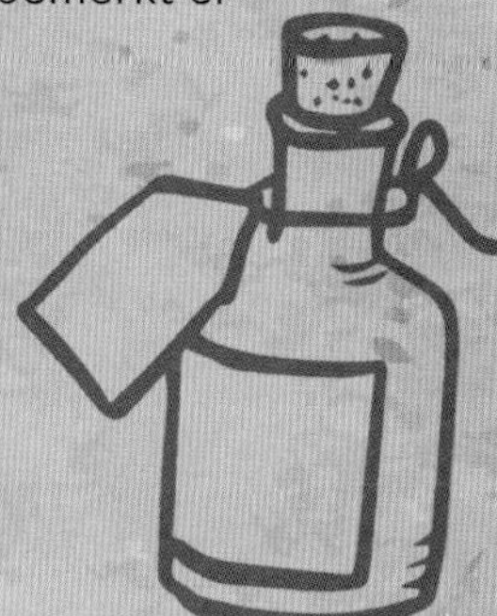

Die Filme weichen aber auch zum Teil beträchtlich von der Vorlage ab: Sherlock Holmes und Irene Adler unterhalten eine sexuelle Beziehung, sie selbst ist eine Mitarbeiterin von Moriarty. Nichts davon steht im Kanon. Holmes ist häufig unrasiert und nachlässig gekleidet. Im Kanon mag er ein Messie sein, aber er ist außer Haus stets korrekt gekleidet. Als Watson Mary Morstan heiratet, kennt Holmes sie nicht. Im Kanon war sie zunächst seine Klientin.

»Sherlock«

Die britische Fernsehserie »Sherlock« (geschrieben von Steven Moffat und Mark Gatiss) versetzt den Detektiv und seinen Sidekick direkt ins 21. Jahrhundert. Geblieben sind die grundsätzlichen Charaktere der Protagonisten. Benedict Cumberbatch spielt den Sherlock, Martin Freeman den Dr. Watson, der nicht in Kurzgeschichten in »The Strand« von den Fällen berichtet, sondern ganz zeitgemäß in seinem Blog.

Die Serien umfasst bislang 13 Folgen in 4 Staffeln. Als erste Episode kam am 25. Juli 2010 auf BBC One, ganz in Doylescher Manier, »A Study in Pink«. Holmes und Watson treffen sich, wie in der Originalvorlage, als Watson vom Krieg in Afghanistan zurückkehrt.

In der 2. Staffel finden sich Folgen mit halbvertrauten Titeln wie »A Scandal in Belgravia«, in der auch Irene Adler auftritt, »The Hounds of Baskerville« und »The Reichenbach Fall«.

Staffel 3. überrascht mit »The Empty Hearse«, »The Sign of Three« sowie »His Last Vow«.

Die 4. Staffel endet mit der Episode »The Final Problem« – der Titel der Doyleschen Geschichte, in der er Holmes in der Schweiz sterben lässt.

Man sieht – der echte Holmesianer findet reichlich Anspielungen, um seine Sherlock-Kenntnisse zu testen.

»Es ist der am meisten dramatisierte Charakter aller Zeiten. Ich habe davon gehört und dachte, das klingt nach einer Idee, um nochmal Geld abzukassieren. Es könnte ein bisschen billig und kitschig sein.«
Benedict Cumberbatch über seine erste Reaktion, als er von der Serie erfuhr

»Elementary«

Ähnlich wie der britische Sherlock transportiert auch die US-Serie »Elementary« Sherlock Holmes ins 21. Jahrhundert.

Jonny Lee Miller spielt Holmes, einen Berater des NYPD, und die aus »Drei Engel für Charlie« bekannte Lucy Liu Dr. Joan Watson.

Die Serie lief von 2012–2019 in 7 Staffeln mit insgesamt 154 Folgen und basiert nur recht lose auf den Charakteren und kanonischen Erzählungen, auch spielt sie in New York und nicht in London.

Im Gegensatz zu den klassischen Geschichten, aber wie bei Fernsehkrimis üblich, geht es fast immer um Mord: Doppelmord mit orangefarbenen Perlen, Software, die Programmierer tötet, oder ein Mord wegen einer seltenen Landkarte.

Einzig die Titel erinnern zuweilen an den originalen Holmes, etwa »Die fünf orangenen Perlen«.

Der Rest, etwa in der dritten Staffel, klingt eher konventionell: »Die Muskatnuss-Verbindung«, »Teure Saat«, »Der Wert eines Lebens« oder »Die Tote aus der Vergangenheit«. Wir begegnen aber bekannten Namen wie Mycroft Holmes, Irene Adler oder Gareth Lestrade.

Die Kritik befand, es handle sich um gewohnte Krimikost, gut gemacht, aber ohne eigene Ideen. Ein schöner Gedanke ist dennoch, dass Watson als Suchtbetreuerin bei Holmes wohnt. Die Zeit des sorgenfreien Drogenkonsums ist längst vorbei …

Die fünfte Staffel wurde in den USA vom Sender CBS auf die Sendezeit 22 Uhr verschoben, dadurch sanken die Einschaltquoten. Zur gleichen Zeit strahlte PBS, der Public Broadcasting Service, die britische Serie »Sherlock« aus.

»Mr. Holmes«, ein britischer Spielfilm aus dem Jahr 2015 (Regie: Bill Condon), zeigt den 93-jährigen Sherlock (Ian McKellen), der durch Watsons Bücher zur lebenden Legende mit brüchigem Gedächtnis geworden ist. Er versucht sich an seinen letzten Fall zu erinnern, aber es passt nicht mehr alles so einfach zusammen …

Im Januar 2019 stellte die Bank of England die Designs der neuesten 50-Pence-Münzen vor, die mehrere Holmes-Kurzgeschichten darstellten.

Der Regisseur Etan Cohen (Tropic Thunder mit Ben Stiller) drehte 2018 die Parodie »Holmes & Watson« (Will Ferrell als Sherlock Holmes, John C. Reilly als Dr. Watson, Ralph Fiennes als Professor Moriarty und Hugh Laurie als Mycroft Holmes). Die Handlung ist überdreht (als Holmes im Buckingham-Palast Geburtstag feiert, wird eine Leiche in der Geburtstagstorte entdeckt) und erntete überwiegend schlechte bis ziemlich miese Kritiken.

Die Baker Street Irregulars erhielten 2021 bei Netflix eine eigene, in Großbritannien produzierte Serie, »Die Bande aus der Baker Street« (The Irregulars).

(Fast) keine Serie ohne ihn

Sherlock Holmes ist, daran haben auch spätere Detektive wie Hercule Poirot oder Jules Maigret nichts geändert, der archetypische Detektiv, den jeder weltweit bereits aufgrund weniger Attribute – Mütze, Meerschaumpfeife, Karojacke – erkennt. Darum wird die Figur bis heute immer dann bemüht, wenn es darum geht, eine Figur als besonders schlau kenntlich zu machen ... oder wenn Detektiv gespielt wird. Zum Beispiel ...

- ... in der Trickserie »South Park«: Stephen Stoch zitiert, als er die These aufstellt, Dronen hätten sich selbstständig gemacht und wollten die Weltherrschaft erlangen, Holmes Maxime: »It is one of the elementary principles of practical reasoning, that when the impossible has been eliminated the residuum, however improbable, must contain the truth.« (Staffel 18, Folge 5, »The Magic Bush«, »Der magische Busch«)
- In »Family Guy« (Staffel 16, Folge 13, »V is for Mystery«, »V steht für Geheimnis«) lösen Baby Stewie als Sherlock Holmes und sein Hund Brian als Dr. Watson im London des Jahres 1886 den Raub der Kronjuwelen durch Professor Moriarty.
- Bei den »Simpsons« ist Sherlock Holmes öfters zu Gast, etwa in Staffel 5, Folge 19, wenn Lisa ihren Bruder Bart und Schulrektor Skinner mit Holmes und Moriarty vergleicht. Oder in Staffel 7, Folge 1, als Melvin van Horne (Krustys Assistent) Pfeife rauchend den Detektiv mimt. Oder in der Horrorfolge von Staffel 16, als Lisa und Bart Holmes und Watson als Eliza und Dr. Bartley spielen.

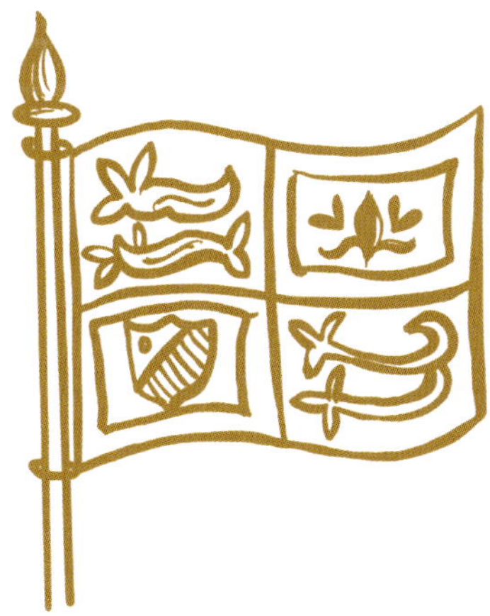

TEXT: Ulrich Magin
ILLUSTRATIONEN: Linien und Bögen: Shutterstock/JungleOutThere; alle übrigen Motive: Susanne Wicke
PRODUKTMANAGEMENT UND LEKTORAT: Stephanie Iber
COVERGESTALTUNG: Tatjana Weiß unter Verwendung von Illustrationen von Shutterstock/Luis Line (Kopf von Sherlock Holmes), freepik (alle übrigen)
LAYOUTENTWURF UND SATZ: DOPPELPUNKT, Stuttgart
HERSTELLUNG: Katrin Röhlig
DRUCK UND BINDUNG: PNB Print Ltd, Lettland

Danksagung

Ein besonderer Dank geht an Regina Magin für die Überlassung der Faksimile-Ausgabe der Sherlock-Holmes-Erzählungen aus „The Strand Magazine".

1. Auflage 2022

ISBN 978-3-7358-5038-8 Best.-Nr. 25038

MIX
Paper from responsible sources
FSC® C084698

Penguin Random House Verlagsgruppe FSC® N001967